国家卫生和计划生育委员会"十二五"规划教材
全国高等医药教材建设研究会"十二五"规划教材
全国高职高专院校教材

供医学影像技术专业用

医学影像检查技术 实训与学习指导

主　编　隗志峰　张　晨

副主编　姚建新　樊先茂

编　者　（以姓氏笔画为序）

王　哲（山东万杰医学院）

孔祥闯（华中科技大学同济医学院附属协和医院）

李　骈（复旦大学附属华东医院）

李　萌（山东医学高等专科学校）

李振伦（江西医学高等专科学校）

李锋坦（天津医科大学总医院）

杨尚玉（鹤壁职业技术学院）

沈秀明（上海健康职业技术学院）

张　多（陕西能源职业技术学院）

张　晨（北京医院）

胡劲松（绍兴文理学院附属医院）

姚建新（江苏联合职业技术学院南京卫生分院）

黄兰珠（福建卫生职业技术学院）

黄光辉（浙江医学高等专科学校）

黄科峰（中国人民解放军477医院）

隗志峰（襄阳职业技术学院）

樊先茂（雅安职业技术学院）

人民卫生出版社

图书在版编目（CIP）数据

医学影像检查技术实训与学习指导/隗志峰,张晨主编.
—北京:人民卫生出版社,2014
ISBN 978-7-117-19638-3

Ⅰ.①医…　Ⅱ.①隗…②张…　Ⅲ.①影像诊断-医学院
校-教学参考资料　Ⅳ.①R445

中国版本图书馆 CIP 数据核字(2014)第 187170 号

| 人卫社官网　www.pmph.com | 出版物查询，在线购书 |
| 人卫医学网　www.ipmph.com | 医学考试辅导，医学数据库服务，医学教育资源，大众健康资讯 |

医学影像检查技术实训与学习指导

主　　编：隗志峰　张　晨
出版发行：人民卫生出版社（中继线 010-59780011）
地　　址：北京市朝阳区潘家园南里 19 号
邮　　编：100021
E - mail：pmph @ pmph.com
购书热线：010-59787592　010-59787584　010-65264830
印　　刷：三河市博文印刷有限公司
经　　销：新华书店
开　　本：787×1092　1/16　　印张：12
字　　数：292 千字
版　　次：2014 年 9 月第 1 版　2023 年 9 月第 1 版第 9 次印刷
标准书号：ISBN 978-7-117-19638-3/R·19639
定　　价：25.00 元

打击盗版举报电话：010-59787491　E-mail：WQ @ pmph.com
（凡属印装质量问题请与本社市场营销中心联系退换）

前　言

　　《医学影像检查技术实训与学习指导》是"十二五"规划教材《医学影像检查技术》的辅助教材。在编写中,按照高等职业教育要体现专业与产业、企业、岗位对接,专业课程内容与职业教育标准对接,教学过程与生产过程对接,学历证书与职业教育资格对接,职业教育与终身学习对接的要求,注重职业素质教育,加强技能培养,以及适应高职高专层次"三个特定"(培养目标、学制和学时)的需要编撰。

　　《医学影像检查技术实训与学习指导》是医学影像技术专业进行技能实训的重要参考书。在教材具体内容的编写上加强了教学内容与实际临床岗位的对接,注重培养医学影像技术职业岗位的技能培养。教材还遵循本轮系列教材"整体优化"原则,紧扣《医学影像检查技术》教学内容,编写实训项目。参考《放射师临床工作指南》和第 3 版《医学影像检查技术》及《CT 检查技术学》等高等教育教材,淘汰过时教学内容。对于《医学影像检查技术》教材中已有的图片,本书中避免了重复,并根据需要附有 X 线摄影设备实训设备图和 CT、MRI 扫描体位图和影像图。

　　本教材包括四大实训项目,65 个实训内容,配有学习指导和练习题方便教学和学生学习。各校可根据教学安排的实际授课学时和实训条件具体情况进行一定的调整。在编写过程中得到中华医学会影像技术学会专家的指导,在此一并表示感谢。

　　由于编者水平所限,对于教材存在的不足之处,恳请各位读者在使用中多提宝贵意见,予以指正,以便改进。

隗志峰　张　晨

2014 年 6 月

目　　录

实训项目一

X线摄影实训

子项目　X线摄影设备实训

【学习指导】

1. 学习方法　带教老师首先在上课的班上选取和培训六名左右实训组长,培训他们接诊技能,然后把一个班分成六个学习小组进行角色扮演,由小组长协助完成接诊、CR、DR 和数字影像打印实训,带教老师做好技术指导共同完成实训。

调动学生学习的主动性和积极性,训练学生较熟练的专业操作技能和良好的摄影操作习惯;培养实事求是的科学态度和严谨认真的工作作风,提高学生发现问题、分析问题、解决问题的能力;帮助学生更好地了解职业岗位;为学生就业、择业打好基础。

2. 难点内容　在接诊过程中遇到不配合或粗暴无理的患者时应如何正确处理和对待,发挥主观能动性取得患者的信任,以便顺利地完成接诊工作,同时培养实训学生与患者的沟通和交际能力。

培养学生独立操作 CR 和 DR 等 X 线设备摄影的能力,能独立使用数字影像打印设备进行影像打印。

3. 重点内容　学习如何接诊、划价、分诊、预约、登记等工作程序。熟练掌握患者 X 线检查前的电脑登记操作工作,做到快速准确无误。

学会独立操作 CR 和 DR 等 X 线设备进行摄影及数字影像打印技术。CR 操作程序(含被检者的信息录入、选择合适的 IP、X 线曝光后 IP 信息读出、影像后处理、影像质量评价);DR 操作程序(含被检者信息录入、选择合适的曝光条件、X 线曝光后信息读出、影像后处理、影像质量评价);数字影像后进行后处理和照片打印(含影像标注、影像翻转、打印帧数)。

4. 特别提示　需特别警示学生,数字影像设备价格昂贵,绝对不能随意在数字影像设备上插数码产品,否则会导致影像设备工作系统崩溃,造成严重后果。要求学生严格按照数字影像处理程序进行操作,绝对不能违规操作,损坏设备照价赔偿。

5. 临床实训要领　要求学生举止大方,说话礼貌和气,绝对不能歧视患者,要关爱患者,取得患者信任,顺利地完成接诊和数字影像设备检查应用工作。

实训一　医学影像检查接诊、划价、预约、分诊、登记

【实训目标】

具备该工作所需要的电脑基本知识和必要的临床及医学影像检查技术知识,能够与被

检者进行正确的解释和交流,学会正确的移动被检者,做到服务态度认真、亲切、和蔼、真挚。在教师指导和实训小组长协作下学会接诊、划价、预约、分诊、登记等的工作程序,通过实训,学生能够顺利完成医学影像检查接诊、划价、预约、分诊、登记等工作任务。

【实训器材】

申请单,收费单,收费价格表,划价笔,电脑,模拟检查室环境。

【实训步骤】

1. 案例引入

案例1　男性患者,45岁,1小时前滑倒,右手畸形,不能伸直,疼痛,活动受限。门诊医生初步诊断右侧手掌骨骨折,申请摄影右手正位和右手后前斜位片。该患者持X线检查申请单来到放射科,作为影像技师应如何完成接诊、划价、分诊、预约、登记工作任务?

案例2　女性患者,50岁,大便次数增多,便血、腹痛伴消瘦一月余。门诊医生初步诊断为结肠占位性病变,申请钡剂灌肠造影检查,该患者持X线检查申请单来到放射科,作为影像技师应如何完成接诊、划价、分诊、预约、登记工作任务?

案例3　女性患者,60岁,颈部疼痛伴上肢麻木数年。门诊医生初步诊断颈椎病,送影像科MRI检查,作为影像技师应如何接诊患者?

2. 接诊程序

(1)接诊:接受被检者申请单,按照医师申请检查的部位和物价部门规定价格进行划价,嘱被检者交费或住院记账。

(2)接诊案例分析:①对于案例1的被检者,因其为外伤来院就诊,无须准备和预约,划价后嘱患者交费,分诊到X线检查室进行登记需立即进行摄影检查;②对于案例2,因该被检者需要在检查前日晚服泻药,检查当日早晨清洁灌肠,亦需预约到第二天进行检查,第二天方可分诊到X线造影室进行登记,划价后嘱患者交费之后需预约后到造影检查室进行登记检查;③对于案例3无须准备和预约,划价后嘱患者交费并分诊到MRI检查室进行登记、预约和检查(图1-1-1)。

(3)登记内容:X线检查ID号、被检者姓名、性别、年龄、电话号码、检查机房、临床表现、检查部位、操作者姓名、申请医师姓名等(图1-1-2)。

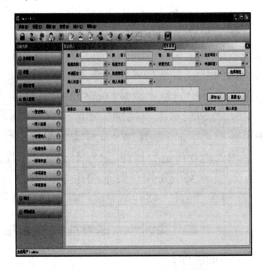

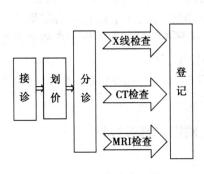

图1-1-1　接诊流程图　　　　　　　　　　　图1-1-2　电脑登记界面

【医学影像检查接诊、划价、预约、分诊、登记实训报告】

班级：　　　　　　　姓名：　　　　　　　分数：

1. 对实训中各种检查怎样进行接诊、划价、预约、分诊、登记?

2. 登记内容包括哪些?

3. 接诊工作需要什么态度?

答：

实训二　数字影像打印技术

【实训目标】

熟悉激光打印机或热敏打印机的基本结构和工作环境;在教师的指导下学会激光打印或热敏打印的操作过程。知道激光打印或热敏打印所使用胶片的区别;了解激光打印机或/和热敏打印机的工作原理。

【实训器材】

激光打印机或热敏打印机,胶片。

【实训步骤】

1. 打印机工作环境要求　激光打印机或热敏打印机的工作环境的要求:温度 10 ～ 30℃,相对湿度 30% ～ 75%,电源电压、频率稳定。

2. 打印机的基本结构　激光打印机或热敏打印机的结构及基本组成:包括胶片传输系统(图 1-2-1)和打印系统。胶片传输系统主要包括送片盒、收片盒、吸盘、辊轴、电机及动力传动部件等。打印系统主要包括激光发生器、光调制器、光扫描器。

3. 教师主要讲述内容　打印机或热敏打印机的操作程序,包括胶片后处理(影像密度、对比度、清晰度和胶片的左右标记方法)。

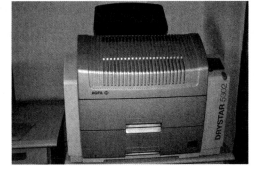

图 1-2-1　数字胶片打印机

4. 学生实训内容　实训组长协助学生应用计算机选择适当的胶片尺寸和打印幅数打印胶片,由带教老师重点指导,学生学会照片打印的操作技能。

【数字影像打印技术实训报告】

班级：　　　　　　　姓名：　　　　　　　分数：

1. 数字影像打印技术影像后处理包括哪些内容?

2. 数字影像打印机主要有几种?

3. 激光打印机或热敏打印机所用胶片有什么不同?

答：

实训三　CR操作技术

【实训目标】

要求学生具有实事求是的科学态度和严谨认真的工作作风,严格按CR操作方法进行X线摄影,具有良好的操作习惯,爱护机器设备。在理解IP的成像原理及结构,熟悉计算机X线摄影(CR)操作前的准备工作和操作规范的基础上,由实训小组长协助学生学会CR摄影,带教老师作重点指导。

【实训器材】

X线机,电脑,条码扫描器,CR,热敏或激光打印机,胶片。

【实训步骤】

1. 案例引入　女性患者,35岁,咳嗽、咳痰一个月。门诊医生初步诊断肺结核,送影像科检查,作为影像技师应如何进行X线检查?

2. 实训步骤

(1)CR工作环境:温度10~30℃,相对湿度30%~75%,电源电压、频率稳定性。

(2)操作注意事项:①警告和报警提示;②安全活动范围;③辐射防护。

(3)开机:①先开启影像存贮工作站(PACS);②再开计算机;③后开CR;④待CR进行完程序自检后进行使用。

(4)基本操作步骤:①把被检者的基本信息录入CR条码器,包括姓名、性别、年龄、ID号、临床诊断、送诊医师、科室、选择的设备等;②根据患者的体型和被检部位选择尺寸适当的IP,选择相应的X线摄影条件摄影胸部的正位、侧位;③进入摄影部位界面,IP在曝光前用条码扫描器进行扫描,录入被检者的基本信息;④使用X线机进行曝光,曝光后将带有X线信息的IP插入CR扫描主机进行影像读出(图1-3-1);⑤使用胶片打印机打印照片和把影像信息存入PACS;⑥对数字化影像进行后处理和影像初步评价。

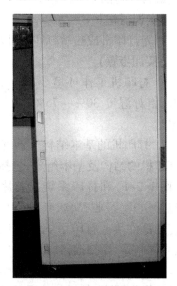

图1-3-1　CR扫描器扫描影像信息

(5)关机:与开机程序相反,先关扫描主机后关计算机,再关PACS。

【CR操作技术实训报告】

班级:　　　　　　姓名:　　　　　　分数:

1. CR检查操作基本步骤有哪些?

2. CR摄影前为何要把被检者的基本信息录入IP?

3. IP由什么物质构成?

答:

实训四　DR 操作技术

【实训目标】

要求学生具有实事求是的科学态度和严谨认真的工作作风,严格按数字化 X 线摄影 (DR)操作方法进行 X 线摄影,具有良好的操作习惯,爱护机器设备。在理解 DR 的成像原理及结构的基础上,熟悉 DR 操作前的准备工作和操作规范,实训小组长协助学生学会使用 DR 设备进行常规的 X 线摄影,带教老师重点指导,最终学会 DR 的应用技术。

【实训器材】

DR 主机,激光打印机,胶片。

【实训步骤】

1. 案例引入　女性患者,31 岁,腹部疼痛剧痛,有手术史。门诊医生初步诊断肠梗阻,送影像科检查,作为影像技师应如何接诊被检者?

2. 实训步骤

（1）DR 工作环境:温度 10 ~ 30℃,相对湿度 30% ~ 75% ,电源电压、频率稳定性。

（2）操作注意事项:①警告和报警提示;②安全活动范围;③辐射防护。

（3）开机:先开启 PACS,后开 DR 主机。

（4）基本操作步骤:①录入被检者的基本信息,如姓名、性别、年龄、ID 号、检查号、临床诊断、送诊医师、科室、选择的设备等;②进入检查部位界面(图 1-4-1),因患者疑有肠梗阻,需摄 X 线腹部平片;③摄影体位设计:被检者站立于摄影架前,接收器上包第 4 前

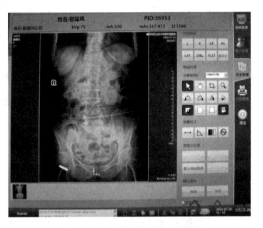

图 1-4-1　DR 检查登记界面

肋,中心线对剑突和脐连线的中点,选用自控曝光;④评价影像质量,把影像信息传入 PACS。

【DR 操作技术实训报告】

班级:　　　　　　姓名:　　　　　　分数:

1. DR 检查操作基本步骤有哪些?

2. DR 的基本结构?

3. DR 和 CR 成像的异同点有哪些?哪个工作效率高?

答:

练习题

一、名词解释

1. CR

2. DR

3. IP

4. FPD

5. PACS

二、填空题

1. 数字 X 线摄影设备包括(　　)和(　　)两种。

2. 数字胶片打印机按原理分为两种,分别为(　　)和(　　)。

三、单选题

1. 接诊工作程序包括(　　)

A. 接诊　　　　　　　　B. 划价　　　　　　　　C. 分诊、预约

D. 登记　　　　　　　　E. 以上均是

2. 接诊工作需要的服务态度是(　　)

A. 态度认真　　　　　　B. 亲切　　　　　　　　C. 和蔼

D. 真挚　　　　　　　　E. 以上均是

3. 接诊工作需要的工作用具有(　　)

A. 申请单　　　　　　　B. 收费单　　　　　　　C. 划价笔

D. 电脑　　　　　　　　E. 以上均是

4. 数字影像打印技术影像后处理包括(　　)

A. 影像对比度　　　　　B. 影像密度　　　　　　C. 影像清晰度

D. 影像翻转　　　　　　E. 以上均是

5. 数字影像打印机按原理分主要有(　　)

A. 一种　　　　　　　　B. 两种　　　　　　　　C. 三种

D. 四种　　　　　　　　E. 五种

6. 关于激光打印胶片下列说法正确的是(　　)

A. 胶片中含银　　　　　　　　B. 在成像前不能见各种光

C. 在成像后能见光　　　　　　D. 以上均是

E. 以上均不是

7. 关于热敏打印胶片下列说法正确的是(　　)

A. 胶片中含色素胶囊　　B. 在成像前能见自然光　C. 在成像后能见光

D. 以上均是　　　　　　E. 以上均不是

8. CR 登记内容不包括(　　)

A. 被检者姓名、性别、年龄、ID 号、检查号

B. 临床诊断

C. 送诊医师

D. 送诊科室

E. 被检者家庭成员

9. CR 使用前的准备不包括(　　)

A. 室温 10～30℃　　　　B. 相对湿度 30%～75%　C. 电源电压稳定

D. 频率稳定性　　　　　E. CR 温度

10. 关于下列对 IP 特性的说法不正确的是(　　)

A. 有光激发光现象　　　B. 可以重复使用约一万次　C. 避光保管

D. 价格昂贵　　　　　　E. 不会老化

11. 关于平板探测器说法不正确的是(　　)

A. 平板探测器是 X 线探测器的一种

B. 平板探测器是由非晶态硒材料制作

C. 平板探测器是由陶瓷材料制作

D. 平板探测器能够重复使用

E. 有固定和移动两种

四、多选题

1. CR 使用前的准备包括下列中的(　　　　)

A. 室温 10 ~ 30℃　　　　B. 相对湿度 30% ~ 75%　　　C. 电源电压稳定

D. 频率稳定性　　　　E. CR 温度

2. 关于下列对 IP 特性的说法正确的有(　　　)

A. 有光激发光现象　　　B. 可以重复使用约一万次　　C. 避光保管

D. 价格昂贵　　　E. 不会老化

3. 关于平板探测器,说法正确的是(　　　)

A. 平板探测器是 X 成像板一种

B. 平板探测器是由非晶态硒材料制作

C. 平板探测器是由陶瓷材料制作

D. 平板探测器能够重复使用

E. 有固定和移动两种

五、简答题

1. 对实训中各种检查怎样进行接诊、划价、预约、分诊、登记?

2. 登记内容包括哪些?

3. 数字影像打印技术影像后处理包括哪些?

4. 数字影像打印机主要有几种?

5. 激光打印机或热敏打印机所用胶片有什么不同?

6. CR 登记内容包括哪些?

7. DR 使用前的准备包括哪些?

8. DR 和 CR 成像的异同点有哪些? 两种设备哪个工作效率高?

六、问答题

1. 热敏打印系统和胶片传送系统的组成有哪些?

2. CR 基本操作步骤有哪些?

3. DR 基本操作步骤有哪些?

4. DR 的成像过程是什么?

(张　晨　王　哲　李　骋)

实训项目二

X 线 检 查

【学习指导】

1. 学习方法　带教老师分批次在授课的班上选取和培训6名左右实训组长,然后将全班分成6个学习小组进行实训,由实训组长分批次协助学生完成人体各部位X线摄影实训,带教老师巡回重点指导。

充分调动学生学习的主动性和积极性,培养学生较熟练的专业操作技能、良好的摄影操作习惯;养成实事求是的科学态度和严谨认真的工作作风,提高学生发现问题、分析问题、解决问题的能力;帮助学生更好地了解职业岗位,为学生就业、择业打好基础。

2. 难点内容　对外伤和不能配合的患者需使患者处于最舒适的体位,取得患者配合,获得理想的摄影体位,顺利地完成X线检查。如何拍好肱骨近端经胸位、仰卧股骨颈侧位、颈椎张口位、颈椎斜位、心脏前斜位、鼻旁窦柯氏位和瓦氏位。

3. 重点内容　X线常规摄影,手、足正斜位摄影体位设计;四肢六大关节正、侧摄影体位设计;脊柱正、侧位摄影体位设计;胸部正、侧、斜位摄影体位设计;腹部立、卧位摄影体位设计;头颅正、侧位及瓦氏位和柯氏位摄影体位设计。

中心线入射点准确,找出最佳的摄影条件,获得优质X线影像。

4. 临床实训要领　四肢骨关节X线摄影临床主要用于骨折、骨肿瘤、骨髓炎的检查;头面部X线摄影临床上主要用于骨折、骨肿瘤、鼻旁窦炎检查;脊椎X线摄影临床上主要用于脊椎骨折、骨肿瘤、骨髓炎和骨结核、脊椎先天性畸形检查;胸部X线摄影分为肺部和心脏及肋骨,肺部X线检查主要用于肺部感染、肿瘤、先天性疾病检查,心脏X线检查主要用于先天性和后天性心脏病的检查,肋骨X线检查临床上主要用于肋骨骨折、骨肿瘤、骨髓炎和骨结核检查;腹部X线检查临床上主要用于泌尿系统结石和急腹症检查;骨盆部X线检查临床上主要用于骨盆骨折检查。

临床实训时要求学生做到举止大方、行为规范,说话和气,关爱患者,养成良好的工作习惯,取得患者信任,在临床工作中顺利地完成X线检查工作。

【X线摄影实训器材】

1. 屏-片系统摄影　X线机,适当尺寸的X线胶片及带增感屏的暗盒,铅字标记包括号码、铅字(年、月、日、左、右)及胶布,防护用品(铅板或铅橡皮,铅围裙等),自动洗片机,观片灯。

2. CR登记计算机,X线机,适当尺寸的IP,铅字(左、右)及胶布,防护用品(铅板或铅橡皮铅围裙等),条码扫描器,CR,激光打印机,观片灯。

3. DR 登记计算机,DR 设备,防护用品(铅板或铅橡皮铅围裙等),激光打印机,观片灯。

实训器材在 X 线摄影技术实训中均相同,在以上三项中可以任选一项。在下文 X 线摄影实训中均已省略。

屏-片系统摄影时要在暗室内将胶片装入暗盒内;CR 准备 IP;DR 使用平板探测器。为方便摄影摆位的描述,下文统称为接收器。

子项目一　四肢骨 X 线摄影

实训一　手正斜位和舟骨尺偏位 X 线摄影

【实训目标】

能正确、熟练地操作 X 线检查设备,选择合适的摄影条件,在教师的指导下按照摄影操作规程对手进行 X 线摄影和图像后处理,获得符合诊断要求的影像,冲洗或打印 X 线照片,并进行读片和照片质量评价。熟悉手 X 线摄影的临床应用及注意事项。

【实训步骤】

1. 复习总结　在复习手部常用摄影位置理论知识的基础上,对摄影位置进行认真的归纳、总结及演示之后,在带教老师指导下,学生分组互相扮演被检者进行实训,有条件在附属医院进行实训。

2. 案例引入　女性患者,50 岁,半小时前滑倒,右手畸形,疼痛,肿胀、活动受限。门诊医生初步诊断右手第 3、4、5 掌骨骨折,送影像科检查,作为影像技师应如何进行摄影?

3. 摄影前的准备　根据患者受伤情况,可选用手后前位、手前后斜位、手后前斜位或舟骨尺偏位的摄影。

(1)摄影前准备:了解被检者的基本情况,X 线数字摄影时作好患者基本信息录入工作。明确检查要求,与被检者或家属进行必要的交流沟通争取最佳配合,暴露被检部位(去除异物,如戒指、指环、手表、手链、手镯等),做好被检者安置。

(2)影像接收器准备:屏-片系统摄影时,要在暗室内将胶片装入暗盒内;CR 准备 IP;DR 使用平板探测器。

(一)手后前位摄影

1. 接收器设置　屏-片系统将标记好的铅字反贴于暗盒边缘,并将其置于摄影床一端;使用 CR 摄影系统时 IP 同样置于摄影床一端;DR 探测器位于摄影床下方。

2. 摄影体位设计　被检者穿好铅围裙侧坐于摄影床一端,被检侧手掌向下,平放并紧贴于于接收器,手指伸直自然分开,第 3 掌骨头对照射野中心。

3. 校对中心线　移动 X 线球管,调节摄影距离及中心线。摄影距离一般为 80cm,中心线对准第 3 掌骨头垂直射入接收器。

4. 照射野调节　调节遮线器或多叶准直器选择合适的照射野,能容下被检部位(包括手掌指骨及腕关节)即可。

5. 曝光条件选择　观察电源电压指示是否在正常范围内再选择曝光条件,参考管电压为 45 ~ 50kV、管电流为 100mA、曝光时间为 0.08s。

6. 影像传输和照片打印及影像评价　进行图像后处理和标记左或右,CR、DR 摄影把影像送入 PACS,冲洗或打印照片,观察 X 线照片显示的部位及照片质量评价。

（二）手前后斜位摄影

1. 接收器设置 屏-片系统将标记好的铅字反贴于暗盒边缘,并将其置于摄影床一端;使用 CR 摄影系统时 IP 同样置于摄影床一端;DR 探测器位于摄影床下方。

2. 摄影体位设计 被检者穿好铅围裙侧坐于摄影床一端,被检侧手呈侧位,然后外旋使手背与接收器约呈 45°角,各手指自然分开,第 4、5 指骨背侧触及接收器,第 3 掌骨头置于照射野中心。

3. 重复手后前位摄影中的第 3、4、5 步。

4. 影像传输和照片打印及影像评价 进行图像后处理和标记左右,CR、DR 摄影把影像送入 PACS,冲洗或打印照片,观察 X 线照片显示的部位及照片质量评价。

（三）手后前斜位摄影

1. 接收器设置 屏-片系统将标记好的铅字反贴于暗盒边缘,并将其置于摄影床一端;使用 CR 摄影系统时 IP 同样置于摄影床一端;DR 探测器位于摄影床下方。

2. 摄影体位设计 被检者穿好铅围裙侧坐于摄影床一端,被检侧手掌向下,小指和第 5 掌骨触及接收器,桡侧抬高掌面与接收器约呈 45°角,手指均匀分开且稍弯曲,各指尖触及接收器,第 3 掌骨头置于照射野中心。

3. 重复手后前位摄影中的第 3、4、5 步。

4. 影像传输和照片打印及影像评价 进行图像后处理和标记左右,CR、DR 摄影把影像送入 PACS,冲洗或打印照片,观察 X 线照片显示的部位及照片质量评价。

（四）腕部尺偏位摄影

1. 接收器设置 屏-片系统将标记好的铅字反贴于暗盒边缘,并将其置于摄影床一端;使用 CR 摄影系统时 IP 同样置于摄影床一端;DR 探测器位于摄影床下方。

2. 摄影体位设计 被检者侧坐于摄影床一端,被检侧手和前臂伸直掌面向下,手腕部置于远端抬高 20°角的接收器上,腕部置于胶片中心,被检测手部尽量向尺侧偏转。

3. 校对中心线 移动 X 线球管,调节摄影距离及中心线。摄影距离一般为 80cm,中心线对准尺桡骨茎突连线的中点垂直射入接收器。

4. 重复手后前位摄影中的第 4、5 步。

5. 影像传输和照片打印及影像评价 进行图像后处理和标记左右,CR、DR 摄影把影像送入 PACS,冲洗或打印照片,观察 X 线照片显示的部位及照片质量评价。

【实训记录】

摄影体位	焦点大小	管电压（kV）	毫安秒（mAs）	FFD（cm）	滤线栅（＋／－）
手后前位					
手前后斜位					
手后前斜位					
舟骨尺偏位					

【手正斜位和舟骨尺偏位摄影技术实训报告】

班级: 姓名: 分数:

1. 手正、斜位的中心线分别对手部什么解剖部位?

2. 手后前斜位和前后斜位的主要区别是什么? 手后前斜位上哪几个掌骨显示清楚? 前后斜位上哪几个掌骨显示清楚?

3. 手后前斜位和前后斜位摄影手掌与接收器所成的角度是多少? 摄影目的有何不同? 对于案例中的患者,手前后斜位和后前斜位哪个位置对 1、2 掌骨骨折显示更好?

4. 怀疑手舟骨骨折应摄取什么摄影体位? 摄影体位如何设计?

答:

实训二 腕关节正侧位 X 线摄影

【实训目标】

能正确、熟练地操作 X 线检查设备,选择合适的摄影条件,在教师的重点指导下按照摄影操作规程对腕关节进行 X 线摄影和图像后处理,冲洗或打印的 X 线照片影像,符合诊断要求,并能进行读片和照片质量评价。

【实训步骤】

1. 复习总结 在复习腕关节常用摄影位置理论教学的基础上,对摄影位置进行认真的归纳、总结及演示之后,在带教老师指导及实训小组长的协助下学生分组互相扮演被检者进行实训。

2. 案例引入 女性患者,35 岁,半小时前滑倒,右腕畸形、疼痛、肿胀、活动受限。门诊医生初步诊断右侧腕骨骨折伴脱位,送影像科检查,作为影像技师如何进行摄影?

3. 摄影前准备 根据患者受伤情况,需摄影腕关节后前位和腕关节侧位。

(1)摄影前基本准备:了解被检者的基本情况,X 线数字摄影时作好患者基本信息录入工作。暴露被检部位(去除异物,如手表、手链、手镯等),做好被检者安置。

(2)影像接收器准备:屏-片摄影时,要在暗室内将胶片分别装入暗盒内;CR 准备 IP;DR使用平板探测器。

(一)腕关节后前位摄影

1. 接收器设置

屏-片系统用铅字标记,暗盒置于摄影床一端,摄影时要将腕关节的后前位、侧位投照在一张胶片上,要用铅橡皮横向遮盖暗盒的 1/2。使用 CR 摄影系统时 IP 同样置于摄影床一端;DR 探测器位于摄影床下方。

2. 摄影体位设计 被检者穿好铅围裙侧坐于摄影床一端,被检侧肘部弯曲,前臂伸直,掌面向下呈半握拳状或伸直,被检侧腕部紧贴接收器,尺桡骨茎突连线中点置于照射野中心。

3. 校对中心线 移动 X 线球管,调节摄影距离及中心线。摄影距离一般为 80cm,中心线对准尺桡骨茎突连线的中点垂直射入。

4. 调节照射野 调节遮线器或多叶准直器选择合适的照射野,能容下被检部位即可。

5. 曝光条件选择 观察电源电压指示是否在正常范围内再选择曝光条件,参考管电压为 50kV、管电流为 100mA、曝光时间为 0.08s。

6. 影像传输和照片打印及影像评价 进行图像后处理和标记左右,CR、DR 摄影把影像送入 PACS,冲洗或打印照片,观察 X 线照片显示的部位及照片质量评价。

（二）腕关节侧位摄影

1. 接收器设置 屏-片系统用铅字标记,暗盒置于摄影床一端,摄影时要将腕关节的后前位、侧位投照在一张胶片上,要用铅橡皮横向遮盖暗盒的 1/2。使用 CR 摄影系统时 IP 同样置于摄影床一端;DR 探测器位于摄影床下方。

2. 摄影体位设计 被检者穿好铅围裙侧坐于摄影床一端,被检侧手呈半握拳或伸直,腕部尺侧在下,腕掌面与接收器垂直,尺骨茎突置于照射野中心。

3. 校对中心线 移动 X 线球管,调节摄影距离及中心线。摄影距离一般为 80cm,中心线对准桡骨茎突垂直射入接收器。

4. 重复腕关节后前位摄影中第 4、5 步。

5. 影像传输和照片打印及影像评价 进行图像后处理和标记左右,CR、DR 摄影把影像送入 PACS,冲洗或打印照片,观察 X 线照片显示的部位及照片质量评价。

【实训记录】

摄影体位	焦点大小	管电压(kV)	毫安秒(mAs)	FFD(cm)	滤线栅(+/-)
腕关节后前位					
腕关节侧位					

【腕关节正侧位摄影技术实训报告】

班级: 姓名: 分数:

1. 腕关节正、侧位摄影时,中心线的入射点是什么?

2. 认识腕关节后前位、侧位照片中解剖名称。

3. 如何评价腕关节正、侧位照片的质量?

4. 如果要观察舟骨的骨质情况,需要摄影什么位置,如何摄影?

答:

实训三 前臂正侧位 X 线摄影

【实训目标】

能正确、熟练地操作 X 线检查设备,选择合适的摄影条件,在教师的指导下按照摄影操作规程对前臂进行 X 线摄影,获得的图像经后处理符合诊断要求的影像,冲洗或打印 X 线照片,并进行读片和照片质量评价。

【实训步骤】

1. 复习总结 在复习前臂摄影位置理论知识的基础上,对摄影位置进行认真的归纳、总结及演示之后,在带教老师指导下,实训小组长协助学生分组互相扮演被检者进行实训。

2. 案例引入 男性患者,35 岁,1 小时前摔倒,左手掌着地后,左前臂中下段剧痛、肿胀、皮下有淤血伴畸形。门诊医生初步诊断为左侧前臂骨折,送影像科检查,作为影像技师如何进行摄影?

3. X 线摄影前准备　根据患者受伤情况,需摄影包腕关节的左前臂前后位和侧位。

（1）摄影前基本准备：了解被检者的基本情况,X 线数字摄影时作好患者基本信息录入工作。暴露被检部位(去除异物,如手表、手链、手镯,衣袖上的金属纽扣、拉链等),做好被检者安置。

（2）影像接收器准备：屏-片摄影时,要在暗室内将胶片分别装入暗盒内;CR 准备 IP;DR 使用平板探测器。

（一）前臂前后位摄影

1. 接收器设置　屏-片系统用铅字标记,暗盒置于摄影床一端,摄影时要将前臂的前后位、侧位投照在一张胶片上,要用铅橡皮纵向遮盖暗盒的 1/2。使用 CR 摄影系统时 IP 同样置于摄影床一端;DR 探测器位于摄影床下方。

2. 摄影体位设计　被检者穿好铅围裙侧坐于摄影床一端,被检侧前臂伸直,掌心向上,使前臂远端保持正位体位,肘部及肱骨远端贴紧接收器面,尺桡骨中点置于照射野中心。

3. 校对中心线　移动 X 线球管,摄影距离一般为 80cm,中心线对准尺桡骨中点垂直射入接收器。

4. 调节照射野　调节遮线器或多叶准直器选择合适的照射野,能容下被检部位即可。

5. 曝光条件选择　观察电源电压指示是否在正常范围内再选择曝光条件,参考管电压为 55kV、管电流为 100mA、曝光时间为 0.08s。

6. 影像传输和照片打印及影像评价　进行图像后处理和标记左右,CR、DR 摄影把影像送入 PACS,冲洗或打印照片,观察 X 线照片显示的部位及照片质量评价。

（二）前臂侧位摄影

1. 接收器设置　探测器置于摄影床一端,屏-片系统用铅字标记,摄影时要将前臂的前后位、侧位投照在一张胶片上,要用铅橡皮纵向遮盖暗盒的 1/2。使用 CR 摄影系统时 IP 同样置于摄影床一端;DR 探测器位于摄影床下方。

2. 摄影体位设计　被检者穿好铅围裙侧坐于摄影床一端,被检侧肘部弯曲90°角,手呈侧位,尺侧紧贴接收器,肩部放低,使肘部与肱骨远端贴在接收器上,尺桡骨中点置于接收器中心。

3. 校对中心线　移动 X 线球管,调节摄影距离及中心线,摄影距离一般为 80cm,中心线对准桡骨中点垂直射入接收器。

4. 重复前臂前后位摄影中的第4、5步。

5. 影像传输和照片打印及影像评价　进行图像后处理和标记左右,CR、DR 摄影把影像送入 PACS,冲洗或打印照片,观察 X 线照片显示的部位及照片质量评价。

【实训记录】

摄影体位	焦点大小	管电压(kV)	毫安秒(mAs)	FFD(cm)	滤线栅（+/−）
前臂前后位					
前臂侧位					

【前臂正侧位摄影技术实训报告】

班级：　　　　　姓名：　　　　　分数：

1. 前臂前后位、侧位摄影时,中心线对什么解剖部位?

2. 案例中的患者摄影前臂时,为何必须要包括腕关节?

3. 前臂摄影时,如何利用 X 线管的阳极效应提高照片质量?

4. 认识前臂前后位、侧位照片上的解剖名称。

5. 如何判断前臂前后位、侧位 X 线照片是否优质?

答:

实训四　肘关节正侧位 X 线摄影

【实训目标】

能正确、熟练地操作 X 线检查设备,选择合适的摄影条件,在教师的指导下按照摄影操作规程对肘关节进行 X 线摄影,进行图像后处理获得符合诊断要求的影像,冲洗或打印 X 线照片,并进行读片和照片质量评价。

【实训步骤】

1. 复习总结　在复习肘关节摄影位置理论教学的基础上,对摄影位置进行认真的归纳、总结及演示之后,在带教老师指导下,实训小组长协助学生分组互相扮演被检者进行实训。

2. 案例引入　男性患儿,10 岁,1 小时前滑倒,右肘着地。右肘疼痛、肿胀、皮下有淤血,肘部伸直困难、活动受限。门诊医生初步诊断右肘髁上骨折,送影像科检查,作为影像技师如何进行摄影?

3. X 线摄影前准备　根据患者受伤情况,需摄影右侧肘关节前后位及侧位。

(1)摄影前基本准备:了解被检者的基本情况,X 线数字摄影时作好患者基本信息录入工作。暴露被检部位(同时去掉衣袖上的金属纽扣、装饰物,膏药等),做好被检者的安置。

(2)影像接收器准备:屏-片摄影时,要在暗室内将胶片分别装入暗盒内;CR 准备 IP;DR 使用平板探测器。

(一)肘关节前后位摄影

1. 接收器设置　屏-片系统用铅字标记,暗盒置于摄影床一端,摄影时要将肘关节的前后位、侧位投照在一张胶片上,要用铅橡皮横向遮盖暗盒的 1/2。使用 CR 摄影系统时 IP 同样置于摄影床一端;DR 探测器位于摄影床下方。

2. 摄影体位设计　被检者穿好铅围裙侧坐于摄影床一端,被检侧肩向下与肘平,被检侧肘关节伸直,背侧紧贴接收器上,掌心向上,尺骨鹰嘴置于照射野中心。

3. 校对中心线　移动 X 线球管,调节摄影距离及中心线。摄影距离一般为 80cm,中心线对准肱骨内、外上髁连线中点垂直射入接收器。

4. 调节照射野　调节遮线器或多叶准直器选择合适的照射野,能容下被检部位即可。

5. 曝光条件选择　观察电源电压指示是否在正常范围内再选择曝光条件,参考管电压为 52kV、管电流为 100mA、曝光时间为 0.08s。

6. 影像传输和照片打印及影像评价　进行图像后处理和标记左右,CR、DR 摄影把影像送入 PACS,冲洗或打印照片,观察 X 线照片显示的部位及照片质量评价。

（二）肘关节侧位摄影

1. 接收器设置　屏-片系统用铅字标记,暗盒置于摄影床一端,摄影时要将肘关节的前后位、侧位投照在一张胶片上,要用铅橡皮横向遮盖暗盒的1/2。使用 CR 摄影系统时 IP 同样置于摄影床一端;DR 探测器位于摄影床下方。

2. 摄影体位设计　被检者穿好铅围裙侧坐于摄影床一端,被检侧肘关节屈曲约成 90°角,肩向下与肘平,前臂近端及肘部和肱骨远端呈侧位,尺侧在下贴紧接收器上,肱骨内上髁置于照射野中心。

3. 校对中心线　移动 X 线球管,调节摄影距离及中心线。摄影距离一般为 80cm,中心线对准肱骨外上髁垂直射入接收器。

4. 重复肘关节前后位摄影中的第 4、5 步。

5. 影像传输和照片打印及影像评价　进行图像后处理和标记左右,CR、DR 摄影把影像送入 PACS,冲洗或打印照片,观察 X 线照片显示的部位及评价照片质量。

【实训记录】

摄影体位	焦点大小	管电压(kV)	毫安秒(mAs)	FFD(cm)	滤线栅(+/ −)
肘关节前后位					
肘关节侧位					

【肘关节正侧位摄影技术实训报告】

班级:　　　　　姓名:　　　　　分数:

1. 肘关节正位摄影为什么掌面向上并且上臂贴近床面?肘关节侧位摄影为什么被检侧肘关节弯曲成 90°角?

2. 肘关节前后位、侧位摄影时,中心线如何入射?

3. 当肘关节不能伸直时,肘关节正位摄影中心线如何射入?

4. 认识肘关节前后位、侧位照片中解剖名称。

5. 观察和评价肘关节前后位、侧位照片质量是否达标?

答:

实训五　上臂正侧位 X 线摄影

【实训目标】

能正确、熟练地操作 X 线检查设备,选择合适的摄影条件,在教师的指导下按照摄影操作规程对上臂进行 X 线摄影和进行图像后处理,获得符合诊断要求的影像,冲洗或打印 X 线照片,并进行读片和评价照片质量。

【实训步骤】

1. 复习总结　在复习上臂摄影位置理论教学的基础上,对摄影位置进行认真的归纳、总结及演示之后,在带教老师指导下,学生分组互相扮演被检者进行实训。

2. 案例引入　男性患者,35 岁,1 小时前左上臂近肩关节处被钝物击伤,左侧上臂疼痛、肿胀、畸形、活动受限。门诊医生初步诊断右肱骨骨折,送影像科检查,作为影像技师如何进行摄影?

3. X 线摄影前准备　根据患者受伤情况,可摄影左侧上臂前后位和左肱骨近端穿胸侧位。

(1)摄影前基本准备:了解被检者的基本情况,X 线数字摄影时做好患者基本信息录入工作。明确检查要求,与被检者或家属进行必要的交流沟通争取最佳配合,暴露被检部位(如去除衣袖上的金属纽扣、拉链、装饰物等),做好被检者安置。

(2)影像接收器准备:暗盒置于滤线栅下的托盘上,屏-片摄影时,要在暗室内将胶片分别装入暗盒内;CR 准备 IP;DR 使用平板探测器。

（一）上臂前后位摄影

1. 接收器设置　屏-片系统用铅字标记,暗盒置于滤线栅下方的托盘上;使用 CR 摄影系统时把 IP 置于滤线栅下方的托盘上;DR 探测器位于摄影床下方。

2. 摄影体位设计　(1)仰卧位摄影:被检者穿好铅围裙仰卧于摄影床上,被检侧上肢伸直外展 20°～30°角,掌面向上,使肩、肘与摄影床面平行,上臂和肩部与接收器面紧贴,肱骨中点置于照射野中心。

(2)站立位摄影:被检者穿好铅围裙站立于摄影架前,身体矢状面与摄影架面板垂直,被检侧上肢伸直外展 20°～30°角,掌面向前,使肩、肘与摄影架平行,上臂和肩部与摄影架面板紧贴,肱骨中点置于照射野中心。

3. 校对中心线　移动 X 线球管,调节摄影距离及中心线。摄影距离一般为 100cm,中心线对准肱骨中点垂直射入接收器。

4. 调节照射野　调节遮线器或多叶准直器选择合适的照射野,能容下被检部位即可。

5. 曝光条件选择　观察电源电压指示是否在正常范围内再选择曝光条件,参考管电压为 57～63kV、管电流为 100mA、曝光时间为 0.08s。

6. 影像传输和照片打印及影像评价　进行图像后处理和标记左右,CR、DR 摄影把影像送入 PACS,冲洗或打印照片,观察 X 线照片显示的部位及照片质量评价。

（二）肱骨近端穿胸侧位摄影

1. 接收器设置　屏-片系统用铅字标记,暗盒置于滤线栅下方的托盘上;使用 CR 摄影系统时把 IP 置于滤线栅下方的托盘上;DR 探测器位于摄影床下方。

2. 摄影体位设计　被检者穿好铅围裙站立于摄影架前,被检侧上臂外缘与摄影架面板紧贴,身体矢状面与摄影架面板平行;被检侧上肢及肩部尽量下垂,掌心向前,使肱骨长轴与摄影架长轴平行,肱骨中点置于照射野中心,对侧上肢上举抱头。

3. 校对中心线　移动 X 线球管,调节摄影距离及中心线。摄影距离一般为 100cm,中心线对准对侧腋窝垂直射入接收器。

4. 重复上臂前后位摄影中的第 4、5 步,但由于此位置的摄影部位较厚,管电压比肱骨前后位摄影要高,为 72～75kV。

5. 影像传输和照片打印及影像评价　进行图像后处理和标记左右,CR、DR 摄影把影像送入 PACS,冲洗或打印照片,观察 X 线照片显示的部位及照片质量评价。

【实训记录】

摄影体位	焦点大小	管电压(kV)	毫安秒(mAs)	FFD(cm)	滤线栅(＋/－)
上臂前后位					
肱骨近端穿胸位					

【上臂正侧位摄影技术实训报告】

班级：　　　　　　　姓名：　　　　　　　分数：

1. 上臂前后位及肱骨近端穿胸侧位摄影时,中心线如何入射?

2. 对于案例中的患者,为什么不摄影上臂侧位?

3. 摄影肱骨近端穿胸侧位的注意事项及摄影意义?

4. 认识上臂前后位、肱骨近端穿胸侧位照片中解剖名称。

5. 如何评价上臂前后位、肱骨近端穿胸侧位照片质量?

答:

实训六　肩关节及肩胛骨正位 X 线摄影

【实训目标】

能正确、熟练地操作 X 线检查设备,选择合适的摄影条件,在教师的指导下按照摄影操作规程对肩关节、肩胛骨进行 X 线摄影和图像后处理,获得符合诊断要求的影像,冲洗或打印 X 线照片,并进行读片和照片质量评价。

【实训步骤】

1. 复习总结　在复习肩关节和肩胛骨常用摄影位置理论教学的基础上,对摄影位置进行认真的归纳、总结及演示之后,在带教老师指导下,学生分组互相扮演被检者进行实训。

2. 案例引入

案例 1　男性患者,55 岁,2 小时前挪动重物时右侧肩关节拉伤,现右肩畸形、疼痛、活动受限。门诊医生初步诊断右侧肩关节脱位,送影像科检查,作为影像技师如何进行摄影?

案例 2　男性患者,25 岁,1 小时前被钝物击伤,左侧肩胛骨部局部肿胀、疼痛并有明显压痛,肩关节活动障碍且活动时肩胛骨疼痛加重。门诊医生初步诊断左侧肩胛骨骨折,送影像科检查,作为影像技师如何进行摄影?

3. 肩关节及肩胛骨正位 X 线摄影前准备

(1)摄影前基本准备:了解被检者的基本情况,X 线数字摄影时作好患者基本信息录入工作。明确检查要求,与被检者或家属进行必要的交流沟通争取最佳配合,暴露被检部位(如去掉肩部的金属纽扣、拉链、装饰物,膏药等),做好被检者安置。

(2)影像接收器准备:屏-片摄影时,要在暗室内将胶片分别装入暗盒内,将标记好的铅字正贴于接收器边缘,并将其置于摄影架里或摄影床下的滤线栅托盘上;CR 准备 IP;DR 使用平板探测器。

(一) 肩关节前后位摄影

1. 接收器设置　屏-片系统用铅字标记,暗盒置于摄影架或摄影床滤线栅下方的托盘上;使用 CR 摄影系统时把 IP 置于滤线栅下方的托盘上;DR 探测器位于摄影床下方。

2. 摄影体位设计　被检者穿好铅围裙站立于摄影架前或仰卧于摄影床上,对侧肩稍向前斜或垫高以保持身体稳定,被检侧上肢伸直稍外展与躯干分开,手掌向前或向上,使肩部紧贴接收器,头部转向对侧,肩胛骨喙突置于照射野中心。注意非照射部位的防护。

3. 校对中心线 移动 X 线球管,调节摄影距离及中心线。摄影距离一般为 85cm,中心线对准肩胛骨喙突垂直射入接收器。

4. 调节照射野 调节遮线器或多叶准直器选择合适的照射野,能容下被检部位即可。

5. 曝光条件选择 观察电源电压指示是否在正常范围内再选择曝光条件,参考管电压为 72kV、管电流为 100mA、曝光时间为 0.08s,屏气曝光。

6. 影像传输和照片打印及影像评价 进行图像后处理和标记左右,CR、DR 摄影把影像送入 PACS,冲洗或打印照片,观察 X 线照片显示的部位及照片质量评价。

(二)肩胛骨前后位摄影

1. 接收器设置 屏-片系统用铅字标记,暗盒置于摄影床滤线栅下方的托盘上;使用 CR 摄影系统时把 IP 置于滤线栅下方的托盘上;DR 探测器位于摄影床下方。

2. 摄影体位设计 被检者穿好铅围裙站立于摄影架前,被检侧上臂伸直与接收器长轴一致,掌面向前,尽量外展,将对侧肩部稍向前斜,保持身体稳定,被检侧肩胛骨喙突下方 4~5cm 置照射野中心。注意非照射部位的防护。

3. 校对中心线 移动 X 线球管,调节摄影距离及中心线。摄影距离一般为 85cm,中心线对准喙突下方 4~5cm 垂直射入接收器。

4. 调节照射野 调节遮线器或多叶准直器选择合适的照射野,能容下被检部位即可。

5. 曝光条件选择 观察电源电压指示是否在正常范围内再选择曝光条件,参考管电压为 65~70kV、管电流为 100mA、曝光时间为 0.12s,屏气曝光。

6. 影像传输和照片打印及影像评价 进行图像后处理和标记左右,CR、DR 摄影把影像送入 PACS,冲洗或打印照片,观察 X 线照片显示的部位及照片质量评价。

【实训记录】

摄影体位	焦点大小	管电压(kV)	毫安秒(mAs)	FFD(cm)	滤线栅(+/-)
肩关节前后位					
肩胛骨前后位					

【肩关节及肩胛骨正位摄影技术实训报告】

班级: 姓名: 分数:

1. 肩关节前后位、肩胛骨前后位摄影时,中心线如何入射?

2. 案例 1 中的患者按照上述步骤摄影,如果在获得的 X 线照片上未发现肩关节脱位的影像征象,该如何补充检查?

3. 案例 2 中的患者摄影肩胛骨前后位,能否采用仰卧位?

4. 肩关节前后位、肩胛骨前后位摄影时,为何要屏气后曝光?

5. 认识肩关节前后位、肩胛骨前后位照片中解剖名称。

6. 评价肩关节前后位、肩胛骨前后位照片质量的依据?

答:

实训七 锁骨正位 X 线摄影

【实训目标】

能正确、熟练地操作 X 线检查设备,选择合适的摄影条件,在教师的指导下按照摄影操作规程对锁骨进行 X 线摄影,进行图像后处理获得符合诊断要求的影像,冲洗或打印 X 线照片,并进行读片和照片质量评价。

【实训步骤】

1. 复习总结 在复习锁骨摄影位置理论教学的基础上,对摄影位置进行认真的归纳、总结及演示之后,在带教老师指导下,学生分组互相扮演被检者进行实训。

2. 案例引入 男性患儿,10 岁,1 小时前摔倒前胸部着地,左侧肩部和锁骨局部肿胀、皮下淤血、压痛,肩关节活动障碍且活动时疼痛加重。门诊医生初步诊断左侧锁骨骨折,送影像科检查,作为影像技师如何进行摄影?

3. 锁骨摄影前的准备

(1)摄影前基本准备:需了解被检者的基本情况,X 线数字摄影时作好患者基本信息录入工作。暴露被检部位(去除衣服上的金属纽扣、拉链、装饰物等),做好被检者的安置。

(2)影像接收器准备:屏-片摄影时,要在暗室内将胶片分别装入暗盒内;CR 准备 IP;DR 使用平板探测器。

锁骨摄影

1. 接收器设置 屏-片系统用铅字标记,暗盒置于摄影床滤线栅下方的托盘上;使用 CR 摄影系统时把 IP 置于滤线栅下方的托盘上;DR 探测器位于摄影床下方。

2. 摄影体位设计 被检者穿好铅围裙俯卧于摄影床上或后前方向站立于摄影架前,头部转向对侧,被检侧上肢内旋,掌心向后,被检侧锁骨紧贴床面或接收器,锁骨长轴与接收器长轴一致,锁骨中点置于照射野中心。注意非照射部位的防护。

3. 校对中心线 移动 X 线球管,调节摄影距离及中心线。摄影距离一般为 100cm,中心线经锁骨中点垂直射入接收器。

4. 调节照射野 调节遮线器或多叶准直器选择合适的照射野,能容下被检部位即可。

5. 曝光条件选择 观察电源电压指示是否在正常范围内再选择曝光条件,参考管电压为 68kV、管电流为 100mA、曝光时间为 0.2s,平静呼吸屏气曝光。

6. 影像传输和照片打印及影像评价 进行图像后处理和标记左右,CR、DR 摄影把影像送入 PACS,冲洗或打印照片,观察 X 线照片显示的部位及照片质量评价。

【实训记录】

摄影体位	焦点大小	管电压(kV)	毫安秒(mAs)	FFD(cm)	滤线栅(+/-)
锁骨后前位					

【锁骨摄影技术实训报告】

班级: 姓名: 分数:

1. 对案例中的患者摄影摆位时需要注意什么?

2. 锁骨后前位摄影时,中心线如何入射?

3. 评价锁骨后前位照片质量的依据?

答:

实训八　足正斜位 X 线摄影

【实训目标】

能正确、熟练地操作 X 线检查设备,选择合适的摄影条件,在教师的指导下按照摄影操作规程对足进行 X 线摄影,进行图像后处理获得符合诊断要求的影像,冲洗或打印 X 线照片,并进行读片和照片质量评价。

【实训步骤】

1. 复习总结　在复习足常用摄影位置理论教学的基础上,对摄影位置进行认真的归纳、总结及演示之后,在带教老师指导下,实训小组长协助学生分组互相扮演被检者进行实训。

2. 案例引入　男性患者,20 岁,1 小时前右足被重物砸伤,右足疼痛、肿胀、活动受限。门诊医生初步诊断右足第 3、4 跖骨骨折,送影像科检查,作为影像技师应如何进行摄影?

3. 摄影前的准备　根据患者受伤情况,可摄影右足前后位和内斜位。

(1)摄影前基本准备:了解被检者的基本情况,X 线数字摄影时作好患者基本信息录入工作。与被检者进行必要的交流沟通争取最佳配合,暴露被检部位(如脱鞋、袜子等),做好被检者安置。

(2)影像接收器准备:屏-片系统摄影时,要在暗室内将胶片分别装入暗盒内;CR 摄影准备 IP;DR 时使用平板探测器。

(一)足前后位摄影

1. 接收器设置　暗盒置于摄影床一端,屏-片系统用铅字标记,摄影时要将足前后位和足内斜位投照在一张胶片上,要用铅橡皮横向遮盖暗盒的 1/2。使用 CR 摄影系统时 IP 同样置于摄影床一端;DR 探测器位于摄影床下方。

2. 摄影体位设计　被检者穿好铅围裙坐于摄影床上或卧于摄影床上,被检侧膝关节屈曲,足底面平踏于接收器上,足部长轴与接收器短轴垂直,对侧腿伸直,保持身体平稳,照射野前缘包括足趾,后缘包括足跟,第 3 跖骨基底部置于照射野中心。

3. 校对中心线　移动 X 线球管,调节摄影距离及中心线。摄影距离一般为 80cm,中心线对准第 3 跖骨基底部垂直射入接收器。

4. 调节照射野　调节遮线器或多叶准直器选择合适的照射野,能容下被检部位即可。

5. 曝光条件选择　观察电源电压指示是否在正常范围内再选择曝光条件,参考管电压为 58kV、管电流为 100mA、曝光时间为 0.12s。

6. 影像传输和照片打印及影像评价　进行图像后处理和标记左右,CR、DR 摄影把影像送入 PACS,冲洗或打印照片,观察 X 线照片显示的部位及照片质量评价图。

(二)足内斜位摄影

1. 接收器设置　暗盒置于摄影床一端,屏-片系统用铅字标记,摄影时若将足的前后位、足斜位投照在一张胶片上,要用铅橡皮横向遮盖暗盒的 1/2。使用 CR 摄影系统时 IP 同样置于摄影床一端;DR 探测器位于摄影床下方。

2. 摄影体位设计 被检者穿好铅围裙坐于摄影床上,被检侧膝关节屈曲,足底内侧贴近接收器,外侧抬高,使足底与接收器约呈 30°~45°角,足部长轴与接收器长轴平行,第 3 跖骨基底部置于照射野中心,照射野包括足部全部。

3. 重复足前后位摄影中的第 3、4、5 步。

4. 影像传输和照片打印及影像评价 进行图像后处理和标记左右,CR、DR 摄影把影像送入 PACS,冲洗或打印照片,观察 X 线照片显示的部位及照片质量评价。

【实训记录】

摄影体位	焦点大小	管电压(kV)	毫安秒(mAs)	FFD(cm)	滤线栅(+/-)
足前后位					
足内斜位					

【足摄影技术实训报告】

班级: 姓名: 分数:

1. 足内斜位摄影足底面与接收器所成的角度是多少?

2. 足前后位、足内斜位 X 线摄影时,中心线如何入射?

3. 案例中的患者如果伤的是第 3、4、5 跖骨的基底部,足内斜位能否很好的显示骨折的影像征象? 如果不能,应如何设计摄影体位?

4. 认识足前后位、足内斜位照片上的解剖名称。

5. 如何评价足前后位、足内斜位照片质量?

答:

实训九 跟骨侧位和跟骨轴位 X 线摄影

【实训目标】

能正确、熟练地操作 X 线检查设备,选择合适的摄影条件,在教师的指导下按照摄影操作规程对跟骨进行 X 线摄影,进行图像后处理获得符合诊断要求的影像,冲洗或打印 X 线照片,并进行读片和照片质量评价。

【实训步骤】

1. 复习总结 在复习跟骨摄影位置理论教学的基础上,对摄影位置进行认真的归纳、总结及演示之后,在带教老师指导下,实训小组长协助学生分组互相扮演被检者进行实训。

2. 案例引入 男性患者,42 岁,1 小时前高处坠落足跟着地,右足跟部肿胀、瘀斑和疼痛,足跟不能着地站立和行走困难。门诊医生初步诊断右侧跟骨骨折,送影像科检查,作为影像技师应如何进行摄影?

3. 摄影前准备 根据患者受伤情况,需摄影右侧跟骨侧位和轴位。

(1)摄影前基本准备:了解被检者的基本情况,X 线数字摄影时作好患者基本信息录入工作。明确检查要求,与被检者或家属进行必要的交流沟通争取最佳配合,暴露被检部位(如脱鞋、袜子等),做好被检者安置。

(2)影像接收器准备:准备影像接收器,屏-片系统摄影时,要在暗室内将胶片分别装入暗盒内;CR 准备 IP;DR 时使用平板探测器。

(一)跟骨侧位摄影

1. 接收器设置　暗盒置于摄影床一端,屏-片系统用铅字标记,摄影时要将跟骨轴位、侧位投照在一张胶片上,要用铅橡皮横向遮盖暗盒的1/2。使用 CR 摄影系统时 IP 同样置于摄影床一端;DR 探测器位于摄影床下方。

2. 摄影体位设计　被检者穿好铅围裙坐位或侧卧于摄影床上,被检侧足跟骨外侧紧贴接收器,足矢状面与接收器平行,足长轴与探测器长轴平行,接收器后缘包括跟骨后部,下缘包括足底部,跟骨置于照射野中心。

3. 校对中心线　移动 X 线球管,调节摄影距离及中心线。摄影距离一般为 80cm,中心线对准内踝向下 2.5cm 处垂直射入接收器。

4. 调节照射野　调节遮线器或多叶准直器选择合适的照射野,能容下被检部位即可。

5. 曝光条件选择　观察电源电压指示是否在正常范围内再选择曝光条件,参考管电压为 52kV、管电流为 100mA、曝光时间为 0.12s。

6. 影像传输和照片打印及影像评价　进行图像后处理和标记左右,CR、DR 摄影把影像送入 PACS,冲洗或打印照片,观察 X 线照片显示的部位及照片质量评价。

(二)跟骨足底轴位摄影

1. 接收器设置　暗盒置于摄影床一端,屏-片系统用铅字标记,摄影时要将跟骨轴位、侧位投照在一张胶片上,要用铅橡皮横向遮盖暗盒的1/2。使用 CR 摄影系统时 IP 同样置于摄影床一端;DR 探测器位于摄影床下方。

2. 摄影体位设计　被检者穿好铅围裙仰卧或坐于摄影床上,被检侧下肢伸直,足尖向上,足背极度背屈(可用布带牵拉足前部),足矢状面垂直于接收器,小腿长轴与接收器长轴垂直,跟骨紧邻接收器,足底置于探测器中心向足侧方向下移 5cm 处;对侧膝部弯曲,脚踏床面,支撑身体稳定。

3. 校对中心线　移动 X 线球管,调节摄影距离及中心线。摄影距离一般为 80cm,中心线向头侧倾斜 35°~45°角,经跟骨中点射入接收器。

4. 重复跟骨侧位摄影中的第 4、5 步,跟骨轴位摄影条件为 70kV。

5. 影像传输和照片打印及影像评价　进行图像后处理和标记左右,CR、DR 摄影把影像送入 PACS,冲洗或打印照片,观察 X 线照片显示的部位及照片质量评价。

【实训记录】

摄影体位	焦点大小	管电压(kV)	毫安秒(mAs)	FFD(cm)	滤线栅(+ / -)
跟骨侧位					
跟骨轴位					

【足跟骨侧位和跟骨轴位摄影技术实训报告】

班级:　　　　　　姓名:　　　　　　分数:

1. 跟骨侧位、跟骨轴位 X 线摄影时,中心线如何入射?

2. 跟骨侧位、跟骨轴位摄影在一张 X 线胶片上时,摆位要注意什么?

3. 认识跟骨侧位、跟骨轴位照片中的解剖名称。

4. 如何评价跟骨侧位、跟骨轴位照片质量?

答:

实训十 踝关节正侧位 X 线摄影

【实训目标】

能正确、熟练地操作 X 线检查设备,选择合适的摄影条件,在教师的指导下按照摄影操作规程对踝关节进行 X 线摄影,进行图像后处理获得符合诊断要求的影像,冲洗或打印 X 线照片,并进行读片和照片质量评价。

【实训步骤】

1. 复习总结 在复习踝关节摄影位置理论教学的基础上,对摄影位置进行认真的归纳、总结及演示之后,在带教老师指导下,实训小组长协助学生分组互相扮演被检者进行实训。

2. 案例引入 女性患者,45 岁,半小时前右侧踝关节扭伤,局部红肿、疼痛、活动受限。门诊医生初步诊断为右踝骨折,送影像科检查,作为影像技师如何进行摄影?

3. 摄影前准备 根据患者受伤情况,可摄影右侧踝关节前后位和侧位。

(1)摄影前基本准备:了解被检者的基本情况,X 线数字摄影时作好患者基本信息录入工作。暴露被检部位(如脱鞋、袜等),做好被检者安置。

(2)影像接收器准备:屏- 片系统摄影时,要在暗室内将胶片分别装入暗盒内;CR 时,准备 IP;DR 时使用平板探测器。

(一)踝关节前后位摄影

1. 接收器设置 暗盒置于摄影床一端,屏- 片系统用铅字标记,摄影时要将踝关节的前后位、侧位投照在一张胶片上,要用铅橡皮横向遮盖暗盒的 1/2。使用 CR 摄影系统时 IP 同样置于摄影床一端;DR 探测器位于摄影床下方。

2. 摄影体位设计 被检者穿好铅围裙仰卧或坐于摄影床上,被检侧下肢伸直,跟骨结节紧贴接收器,足尖内旋 10° ~15°角,下肢长轴与接收器长轴垂直,内、外踝连线中点上 1cm 处置于照射野中心。

3. 校对中心线 移动 X 线球管,调节摄影距离及中心线。摄影距离一般为 80cm,中心线经内、外踝连线中点上 1cm 处垂直射入接收器。

4. 调节照射野 调节遮线器或多叶准直器选择合适的照射野,能容下被检部位即可。

5. 曝光条件选择 观察电源电压指示是否在正常范围内再选择曝光条件,参考管电压为 55kV、管电流为 100mA、曝光时间为 0.12s。

6. 影像传输和照片打印及影像评价 进行图像后处理和标记左右,CR、DR 摄影把影像送入 PACS,冲洗或打印照片,观察 X 线照片显示的部位及照片质量评价。

(二)踝关节侧位摄影

1. 接收器设置 暗盒置于摄影床一端,屏- 片系统用铅字标记,摄影时要将踝关节的前后位、侧位投照在一张胶片上,要用铅橡皮横向遮盖暗盒的1/2。使用CR摄影系统时IP同样置于摄影床一端;DR探测器位于摄影床下方。

2. 摄影体位设计 被检者穿好铅围裙侧卧于摄影床上,被检侧下肢弯曲,外踝紧贴接收器,使足矢状面与接收器平行,小腿长轴与接收器长轴一致,将内踝上方1cm处置于照射野中心,照射野包括胫腓骨下段和跗骨。

3. 校对中心线 移动X线球管,调节摄影距离及中心线。摄影距离同踝关节前后位,中心线经内踝上方1cm处垂直射入接收器。

4. 重复踝关节前后位摄影中的第4、5步。

5. 影像传输和照片打印及影像评价 进行图像后处理和标记左右,CR、DR摄影把影像送入PACS,冲洗或打印照片,观察X线照片显示的部位及照片质量评价。

【实训记录】

摄影体位	焦点大小	管电压(kV)	毫安秒(mAs)	FFD(cm)	滤线栅(+ ∕ −)
踝关节前后位					
踝关节侧位					

【踝关节正侧位摄影技术实训报告】

班级: 姓名: 分数:

1. 踝关节前后位、踝关节侧位X线摄影时,中心线如何入射?
2. 踝关节前后位、踝关节侧位摄影于同一张X线胶片时,摄影摆位时要注意什么?
3. 认识踝关节前后位、踝关节侧位照片中的解剖名称。
4. 如何评价踝关节前后位、踝关节侧位照片的质量?
5. 踝关节前后位摄影时,足尖内旋10°~15°角和足矢状轴与接收器垂直的照片影像有什么不同?
6. 除踝关节外伤,临床中还有什么病变可进行踝关节的摄影?

答:

实训十一 小腿正侧位 X 线摄影

【实训目标】

能正确、熟练地操作X线检查设备,选择合适的摄影条件,在教师的指导下按照摄影操作规程对小腿进行X线摄影,进行图像后处理获得符合诊断要求的影像,冲洗或打印X线照片,并进行读片和照片质量评价。

【实训步骤】

1. 复习总结 在复习小腿摄影位置理论教学的基础上,对摄影位置进行认真的归纳、总结及演示之后,在带教老师指导下,学生分组互相扮演被检者进行实训。

2. 案例引入 男性患儿,6岁,1小时前被重物压砸左侧小腿,局部肿胀、疼痛,左侧小腿成角畸形明显。门诊医生初步诊断为左侧胫腓骨骨折,送影像科检查,作为影像技师如何进行摄影?

3. 摄影前准备 根据案例中患者的受伤情况,需摄影左侧小腿前后位和侧位。

(1)摄影前基本准备:了解被检者的基本情况,X线数字摄影时作好患者基本信息录入工作。明确检查要求,与被检者或家属进行必要的交流沟通争取最佳配合,暴露被检部位(如去除裤腿上的金属拉链、纽扣、饰品等),做好被检者安置。

(2)影像接收器准备:屏-片系统摄影时,要在暗室内将胶片分别装入暗盒内;CR 时,准备 IP;DR 时使用平板探测器无须准备暗盒。

(一) 小腿前后位摄影

1. 接收器设置　暗盒置于摄影床一端,屏-片系统用铅字标记,摄影时要将小腿的前后位、侧位投照在一张胶片上,要用铅橡皮纵向遮盖暗盒的 1/2。使用 CR 摄影系统时 IP 同样置于摄影床一端;DR 探测器位于摄影床下方。

2. 摄影体位设计

被检者穿好铅围裙仰卧或坐于摄影床上,被检侧下肢伸直,足尖向上稍内旋,足尖内旋 10°~15°角,小腿长轴与接收器长轴一致;胫腓骨中点置于照射野中心,接收器上缘包膝关节,下缘包踝关节。

3. 校对中心线　移动 X 线球管,调节摄影距离及中心线。摄影距离一般为 80cm,中心线经胫腓骨中点垂直射入接收器。

4. 调节照射野　调节遮线器或多叶准直器选择合适的照射野,能容下被检部位即可。

5. 曝光条件选择　观察电源电压指示是否在正常范围内再选择曝光条件,参考管电压为 58kV、管电流为 100mA、曝光时间为 0.12s。

6. 影像传输和照片打印及影像评价　进行图像后处理和标记左右,CR、DR 摄影把影像送入 PACS,冲洗或打印照片,观察 X 线照片显示的部位及照片质量评价。

(二) 小腿侧位摄影

1. 接收器设置　暗盒置于摄影床一端,屏-片系统用铅字标记,摄影时要将小腿的前后位、侧位投照在一张胶片上,要用铅橡皮纵向遮盖暗盒的 1/2。使用 CR 摄影系统时 IP 同样置于摄影床一端;DR 探测器位于摄影床下方。

2. 摄影体位设计　被检者穿好铅围裙侧卧于摄影床上,被检侧膝关节稍屈曲,小腿腓侧靠近接收器,小腿矢状面与接收器平行,小腿长轴与探测器长轴一致;腓骨中点置于照射野中心,接收器上缘包膝关节,下缘包踝关节。

3. 调节照射野　移动 X 线球管,调节摄影距离及中心线。摄影距离一般为 80cm,中心线经胫骨内侧的中点垂直射入接收器。

4. 重复小腿前后位摄影中的第 4、5 步。

5. 影像传输和照片打印及影像评价　进行图像后处理和标记左右,CR、DR 摄影把影像送入 PACS,冲洗或打印照片,观察 X 线照片显示的部位及照片质量评价。

【实训记录】

摄影体位	焦点大小	管电压(kV)	毫安秒(mAs)	FFD(cm)	滤线栅(+/-)
小腿前后位					
小腿侧位					

【小腿正侧位摄影技术实训报告】

班级:　　　　　姓名:　　　　　分数:

1. 小腿前后位、小腿侧位 X 线摄影时,中心线如何入射?

2. 小腿前后位、小腿侧位摄影于同一张 X 线胶片时,摄影摆位时要注意什么?

3. 如何利用 X 线管的阳极效应提高小腿摄影前后位和侧位的照片质量?

4. 认识小腿前后位、小腿侧位照片中的解剖名称。

5. 如何评价小腿前后位、小腿侧位照片的质量?

答:

实训十二　膝关节正侧位 X 线摄影

【实训目标】

能正确、熟练地操作 X 线检查设备,选择合适的摄影条件,在教师的指导下按照摄影操作规程对膝关节进行 X 线摄影,进行图像后处理获得符合诊断要求的影像,冲洗或打印 X 线照片,并进行读片和照片质量评价。

【实训步骤】

1. 复习总结　在复习膝关节摄影位置理论教学的基础上,对摄影位置进行认真的归纳、总结及演示之后,在带教老师指导下,实训小组长协助学生分组互相扮演被检者进行实训。

2. 案例引入　女性患者,65 岁,双膝疼痛数年,剧烈运动后疼痛加剧。门诊医生初步诊断退行性骨关节病,送影像科检查,作为影像技师如何进行摄影?

3. 摄影前准备　根据患者的病情,需要摄影双侧膝关节前后位和侧位。

(1)摄影前基本准备:了解被检者的基本情况,X 线数字摄影时作好患者基本信息录入工作。明确检查要求,与被检者或家属进行必要的交流沟通争取最佳配合,暴露被检部位(如去除裤腿上的金属拉链、纽扣、饰品,膏药等),做好被检者安置。

(2)影像接收器准备:屏- 片系统摄影时,要在暗室内将胶片分别装入暗盒内;CR 时,准备 IP;DR 时使用平板探测器。

(一)膝关节前后位摄影

1. 接收器设置　暗盒置于摄影床一端,屏- 片系统用铅字标记,摄影时要将膝关节的前后位、侧位投照在一张胶片上,要用铅橡皮横向遮盖暗盒的 1/2。使用 CR 摄影系统时 IP 同样置于摄影床一端;DR 探测器位于摄影床下方。

2. 摄影体位设计　被检者穿好铅围裙仰卧或坐于摄影床上,双侧下肢伸直,足尖向上稍内旋,腘窝靠近接收器,足尖内旋 10° ~ 15°角,双侧膝关节摄影时双膝关节的中点对照射野中心,单侧膝关节摄影髌骨下缘置于照射野中心。

3. 校对中心线　移动 X 线球管,调节摄影距离及中心线。摄影距离一般为 80cm,双侧膝关节摄影中心线对两侧髌骨下缘,单侧膝关节摄影中心线对被检测膝关节髌骨下缘。

4. 调节照射野　调节遮线器或多叶准直器选择合适的照射野,能容下被检部位(包括两侧膝关节及胫腓骨近端和股骨远端)即可。

5. 曝光条件选择　观察电源电压指示是否在正常范围内再选择曝光条件,参考管电压为 58kV、管电流为 100mA、曝光时间为 0. 12s。

6. 影像传输和照片打印及影像评价　进行图像后处理和标记左右,CR、DR 摄影把影像送入 PACS,冲洗或打印照片,观察 X 线照片显示的部位及照片质量评价。

（二）膝关节侧位摄影

1. 接收器设置　暗盒置于摄影床下方的托盘上,屏-片系统用铅字标记,摄影时要将膝腕关节的前后位、侧位投照在一张胶片上,要用铅橡皮横向遮盖暗盒的 1/2。使用 CR 摄影系统时 IP 同样置于摄影床下方的托盘上;DR 探测器位于摄影床下方。

2. 摄影体位设计　被检者穿好铅围裙侧卧于摄影床上,被检侧膝关节外侧贴紧接收器,屈膝约呈 135°角,膝部矢状面与接收器平行,对侧下肢屈曲置于被检侧前方,保持身体稳定,髌骨下缘与腘窝折线连线中点置于照射野中心。

3. 校对中心线　移动 X 线球管,调节摄影距离及中心线。摄影距离一般为 80cm,中心线经膝关节内侧的中点处垂直射入接收器。

4. 调节照射野　调节遮线器或多叶准直器选择合适的照射野,能容下被检部位（包括左侧膝关节及胫腓骨近端和股骨远端）即可。

5. 重复膝关节正位摄影中的第 4、5 步。

6. 影像传输和照片打印及影像评价　进行图像后处理和标记左右,CR、DR 摄影把影像送入 PACS,冲洗或打印照片,观察 X 线照片显示的部位及照片质量评价。

【实训记录】

摄影体位	焦点大小	管电压（kV）	毫安秒（mAs）	FFD（cm）	滤线栅（+/-）
膝关节前后位					
膝关节侧位					

【膝关节正侧位摄影技术实训报告】

班级:　　　　　姓名:　　　　　分数:

1. 为什么膝关节侧位摄影时膝关节要屈曲 135°角?

2. 摄影步骤中,若将双侧膝关节正位同摄于一张 X 线胶片上,摄影摆位要注意什么? 中心线的入射点如何?

3. 案例中患者只是一侧膝关节有病变,将膝关节前后位和侧位同摄于一张 X 线胶片上,如何进行摄影设计?

4. 认识膝关节前后位、膝关节侧位照片中的解剖名称。

5. 如何评价双侧膝关节前后位和膝关节侧位照片的质量?

答:

实训十三　大腿正侧位 X 线摄影

【实训目标】

能正确、熟练地操作 X 线检查设备,选择合适的摄影条件,在教师的指导下按照摄影操作规程对大腿进行 X 线摄影,进行图像后处理获得符合诊断要求的影像,冲洗或打印 X 线照片,并进行读片和照片质量评价。

【实训步骤】

1. 复习总结 在复习大腿摄影位置理论教学的基础上,对摄影位置进行认真的归纳、总结及演示之后,在带教老师指导下,实训小组长协助学生分组互相扮演被检者进行实训。

2. 案例引入 女性患者,76 岁,2 小时前在家中摔倒,左侧大腿局部肿胀、疼痛、活动受限。门诊医生初步诊断为左侧股骨骨折,送影像科检查,作为影像技师如何进行摄影?

3. 摄影前准备 根据患者的受伤情况,需要摄影左侧大腿前后位和侧位。

(1)摄影前基本准备:了解被检者的基本情况,X 线数字摄影时作好患者基本信息录入工作。与被检者或家属进行必要的交流沟通争取最佳配合,暴露被检部位(如去除裤腿上的金属拉链、纽扣、饰品及裤兜里的金属物品等),做好被检者的安置。

(2)影像接收器准备:屏-片系统摄影时,要在暗室内将胶片分别装入暗盒内;CR 准备 IP;DR 时使用平板探测器。

(一)大腿前后位摄影

1. 接收器设置 屏-片系统用铅字标记,暗盒置于滤线栅下的托盘上;摄影时要将大腿的前后位、侧位投照在一张胶片上,要用铅橡皮纵向遮盖暗盒的 1/2。使用 CR 摄影系统时 IP 同样置于滤线栅下的托盘上;DR 探测器位于摄影床下方。

2. 摄影体位设计 被检者穿好铅围裙仰卧于摄影床上,被检侧下肢伸直,足尖向上稍内旋,被摄侧股骨正中矢状面与床面垂直并与其正中线重合,股骨中点置于照射野中心,接收器上缘包髋关节。注意非照射部位的防护。

3. 校对中心线 移动 X 线球管,调节摄影距离及中心线。摄影距离一般为 100cm,中心线经股骨中点垂直射入接收器。

4. 调节照射野 调节遮线器或多叶准直器选择合适的照射野,能容下被检部位即可。

5. 曝光条件选择 观察电源电压指示是否在正常范围内再选择曝光条件,参考管电压为 80kV、管电流为 100mA、曝光时间为 0.3s。

6. 影像传输和照片打印及影像评价 进行图像后处理和标记左右,CR、DR 摄影把影像送入 PACS,冲洗或打印照片,观察 X 线照片显示的部位及照片质量评价。

(二)大腿侧位摄影

1. 接收器设置 屏-片系统用铅字标记,暗盒装入胶片置于滤线栅下的托盘上,摄影时要将大腿的前后位、侧位投照在一张胶片上,要用铅橡皮纵向遮盖暗盒的 1/2。使用 CR 摄影系统时 IP 同样置于滤线栅下的托盘上;DR 探测器位于摄影床下方。

2. 摄影体位设计 被检者穿好铅围裙侧卧于摄影床上,被检侧膝部屈曲约呈 135°角,大腿外侧贴紧床面,股骨矢状面与床面平行,股骨长轴与床面正中线一致,对侧臀部垫起,膝部弯曲上抬,保持身体稳定,股骨中点置于照射野中心,接收器上缘包髋关节。

3. 校对中心线 移动 X 线球管,调节摄影距离及中心线。摄影距离一般为 100cm,中心线经股骨内侧中点垂直射入接收器。

4. 重复大腿前后位摄影中第 4、5 步。

5. 影像传输和照片打印及影像评价 进行图像后处理和标记左右,CR、DR 摄影把影像送入 PACS,冲洗或打印照片,观察 X 线照片显示的部位及照片质量评价。

【实训记录】

摄影体位	焦点大小	管电压(kV)	毫安秒(mAs)	FFD(cm)	滤线栅(+/-)
大腿前后位					
大腿侧位					

【大腿正侧位摄影技术实训报告】

班级: 姓名: 分数:

1. 大腿摄影时,为何要将接收器置于摄影床下?
2. 大腿前后位和侧位 X 线摄影时,中心线如何入射?
3. 如何利用 X 线管的阳极效应提高大腿摄影前后位和侧位的照片质量?
4. 认识大腿前后位、大腿侧位照片中的解剖名称。
5. 如何评价大腿前后位、大腿侧位照片的质量?

答:

实训十四 髋关节正侧位 X 线摄影

【实训目标】

能正确、熟练地操作 X 线检查设备,选择合适的摄影条件,在教师的指导下按照摄影操作规程对髋关节进行 X 线摄影,进行图像后处理获得符合诊断要求的影像,冲洗或打印 X 线照片,并进行读片和照片质量评价。

【实训步骤】

1. 复习总结 在复习髋关节摄影位置理论教学的基础上,对摄影位置进行认真的归纳、总结及演示之后,在带教老师指导下,学生分组互相扮演被检者进行实训。

2. 案例引入

案例1 男性患者,55 岁,有多年酗酒史、高血压、高血脂,近半年症状加重并伴有左下肢跛行、行走疼痛、左侧髋关节活动受限。门诊医生初步诊断为左侧股骨头坏死,送影像科检查,作为影像技师如何进行摄影?

案例2 男性患者,25 岁,消瘦、全身乏力、食欲减退、低热、盗汗三月余,左髋部疼痛伴轻微跛行。门诊医生初步诊断为左侧髋关节结核,送影像科检查,作为影像技师如何进行摄影?

3. 摄影前准备 案例1、案例2 根据患者的受伤情况,都需要摄影左侧髋关节前后位。

(1)摄影前基本准备:了解被检者的基本情况,X 线数字摄影时作好患者基本信息录入工作。明确检查要求,与被检者进行必要的交流沟通争取最佳配合,暴露被检部位(如裤带、裤子上金属纽扣、拉链、饰物等),做好被检者安置。

(2)影像接收器准备:屏-片摄影时,要在暗室内将胶片分别装入暗盒内;CR 准备 IP;DR 使用平板探测器。将标记好的铅字正贴于探测器边缘,并将其置于床下的滤线栅托盘上。

(一) 髋关节前后位摄影

1. 接收器设置 屏-片系统用铅字标记,暗盒置于摄影床滤线栅下的托盘上;使用 CR 摄影系统时 IP 同样置于摄影床滤线栅下的托盘上;DR 探测器位于摄影床下方。

2. 摄影体位设计

被检者仰卧于摄影床上,双下肢伸直,足尖向上稍内旋。被检侧髂前上棘与耻骨联合上缘连线的中点向外下作垂线 5cm 处为髋关节的定位点,此点对准接收器中心。注意非照射部位的防护。

3. 校对中心线　移动 X 线球管,调节摄影距离及中心线。摄影距离一般为 100cm,中心线经被检侧髋关节定位点垂直射入接收器。

4. 调节照射野　调节遮线器或多叶准直器选择合适的照射野,能容下被检部位即可。

5. 曝光条件选择　观察电源电压指示是否在正常范围内再选择曝光条件,参考管电压为 80kV、管电流为 100mA、曝光时间为 0.3s。

6. 影像传输和照片打印及影像评价　进行图像后处理和标记左右,CR、DR 摄影把影像送入 PACS,冲洗或打印照片,观察 X 线照片显示的部位及照片质量评价。

(二) 髋关节仰卧侧位摄影

1. 接收器设置　接收器置于被检测髋关节外侧,与人体纵轴呈 45°角。

2. 摄影体位设计　被检者仰卧于摄影床上,臀部用棉垫略垫高,被检侧下肢伸直且内旋,足尖向上,对侧髋部和膝部屈曲,使股部与躯干垂直,小腿与躯干平行,可让被检者用手拉住并固定或将小腿固定于支架上。接收器横向侧立于被检侧髂嵴外上方,并与躯干正中矢状面约呈 45°角。

3. 校对中心线　移动 X 线球管,摄影距离一般为 100cm,中心线水平投射,自对侧向被检侧腹股沟方向,平大粗隆高度垂直射入接收器。

4. 调节照射野　调节遮线器或多叶准直器选择合适的照射野,能容下被检部位即可。

5. 曝光条件选择　观察电源电压指示是否在正常范围内再选择曝光条件,参考管电压为 85kV、管电流为 100mA、曝光时间为 0.3s。

6. 影像传输和照片打印及影像评价　进行图像后处理和标记左右,CR、DR 摄影把影像送入 PACS,冲洗或打印照片,观察 X 线照片显示的部位及照片质量评价。

【实训记录】

摄影体位	焦点大小	管电压(kV)	毫安秒(mAs)	FFD(cm)	滤线栅(+ / -)
髋关节前后位					
髋关节侧位					

【髋关节正侧位摄影技术实训报告】

班级:　　　　　姓名:　　　　　分数:

1. 对于案例中的患者,我们在摄影设计时要注意什么?

2. 髋关节前后位、双侧髋关节与股骨颈侧位 X 线摄影时,中心线如何入射?

3. 认识髋关节前后位、股骨颈仰卧侧位照片中的解剖名称。

4. 如何评价髋关节前后位、股骨颈侧位的照片质量?

5. 临床中还有什么病变也需要摄影髋关节?摄影什么位置?观察内容是什么?

答:

练习题

一、名词解释

1. 前后位

2. 后前位

3. 中心线

4. 照射野

5. 斜射线

二、填空题

1. 右手后前位时中心线应当通过(　　　)垂直射入接收器。

2. 腕关节后前位摄影体位时,中心线通过(　　　)垂直射入接收器。

3. 观察腕部舟骨最佳体位是(　　　),要求中心线对准(　　　)垂直射入接收器。

4. 肘关节前后位摄影体位时,中心线通过(　　　)垂直射入接收器。

5. 肩关节前后位摄影时,应当将(　　　)放在照射野中心。

6. 肩胛骨前后位摄影时,中心线应当对准(　　　)垂直射入接收器;锁骨侧位摄影时中心线应当对准(　　　)垂直射入接收器。

7. 足前后位摄影时,应当将中心线对准(　　　)垂直接收器射入。

8. 踝关节正、侧位摄影时,应当分别将中心线分别对准(　　　)(　　　)垂直接收器射入。

9. 跟骨病变应当选择的最佳位置是(　　　)与(　　　)。

10. 膝关节正、侧位摄影时,应当分别将中心线分别对准(　　　)和(　　　)垂直接收器射入。

11. 膝关节侧位体位设计时,要求被检下肢(　　　)靠近接收器,并弯曲成(　　　)度角。

12. 髋关节正位摄影时,应当将中心线对准定位点即(　　　)垂直接收器射入。

13. 观察小儿髋关节脱位复位后检查,常可选用的体位有(　　　)。

14. 了解股骨头向后脱位情况,可选用的体位有(　　　)。

15. 对于 1～6 岁儿童的骨龄测量,可选用(　　　)等。

三、单选题

1. 肩关节前后位摄影,中心线应对准(　　　)

A. 肱骨头　　　　　　　B. 喙突　　　　　　　　C. 喙突下 2cm

D. 喙突下 5cm　　　　　E. 肩锁关节

2. 不属于上肢摄影骨性标志点的是(　　　)

A. 大多角骨　　　　　　B. 桡骨茎突　　　　　　C. 尺骨茎突

D. 肩胛下角　　　　　　E. 尺骨鹰嘴

3. 手骨病变检查的首选体位是(　　　)

A. 手后前位和斜位　　　B. 手前后位　　　　　　C. 手侧位

D. 手斜位　　　　　　　E. 手双斜位

4. 手部平片检查不能观察的是(　　　)

A. 手骨形态　　　　　　B. 关节结构　　　　　　C. 骨折状况

D. 骨盐含量　　　　　　E. 软组织病变

5. 手后前位摄影的中心线应对准(　　　)

A. 第一掌骨远端 　　　　　B. 第三掌骨远端 　　　　　C. 第五掌骨远端

D. 第三掌骨近端 　　　　　E. 第五掌骨近端

6. 腕关节摄影检查的常规体位是(　　)

A. 正位及轴位 　　　　　B. 正位及侧位 　　　　　C. 正位及斜位

D. 侧位及斜位 　　　　　E. 轴位及斜位

7. 腕关节正位摄影中心线应对准(　　)

A. 第三掌骨基底部 　　　　　B. 腕骨远侧列中点 　　　　　C. 腕骨近侧列中点

D. 桡骨远端的中点 　　　　　E. 尺、桡骨茎突连线的中点

8. 肘关节侧位摄影的叙述,错误的是(　　)

A. 尺侧近接收器 　　　　　B. 上臂外展伸直 　　　　　C. 肩部向下与肘平

D. 内上髁置于接收器中心 　　　　　E. 肱尺关节间隙清晰显示

9. 某患者疑柯莱斯(Colles)骨折,合适的检查体位是(　　)

A. 肘部正侧位 　　　　　B. 手部正斜位 　　　　　C. 肩部前后位

D. 腕部正侧位 　　　　　E. 腕部尺偏位

10. 下列摄影位置中,显示手舟骨的最佳位置是(　　)

A. 腕关节前后位 　　　　　B. 腕关节后前位 　　　　　C. 腕关节轴位

D. 腕关节尺偏位 　　　　　E. 腕关节侧位

11. 腕关节后前位中心线应对准射入接收器的是(　　)

A. 尺桡骨茎突连线中点上方1cm 　　　　　B. 尺桡骨茎突连线中点下方1cm

C. 尺桡骨茎突连线的中点 　　　　　D. 桡骨茎突

E. 尺骨茎突

12. 腕关节尺偏位主要显示的部位是(　　)

A. 手舟骨 　　　　　B. 月骨 　　　　　C. 豌豆骨

D. 三角骨 　　　　　E. 头状骨

13. 关于手前后斜位的叙述正确的是(　　)

A. 用于观察第 1 掌骨 　　　　　B. 用于观察第 2 掌骨

C. 用于观察第 3 掌骨 　　　　　D. 用于观察第 4～5 掌骨

E. 中心线对准第 3 手掌骨头远端垂直接收器射入

14. 手后前斜位摄片要求正确的方法是(　　)

A. 掌侧贴近接收器 　　　　　B. 背侧贴近接收器 　　　　　C. 尺侧贴近接收器

D. 桡侧贴近接收器 　　　　　E. 以上都不对

15. 手正斜位摄片中心线对应的解剖部位是(　　)

A. 第一掌骨头 　　　　　B. 第二掌骨头 　　　　　C. 第三掌骨头

D. 第四掌骨头 　　　　　E. 第五掌骨头

16. 手舟骨骨折应选用的方法是(　　)

A. 手后前位 　　　　　B. 手前后斜位 　　　　　C. 手后前斜位

D. 手侧位 　　　　　E. 舟骨尺偏位

17. 腕关节 X 线摄影平片不能观察的改变是(　　)

A. 关节软骨情况 　　　　　B. 关节间隙增宽 　　　　　C. 关节周围软组织情况

D. 关节两骨端　　　　　　　E. 骨性关节面情况

18. 前臂前后位摄影时中线摄入点正确的是(　　)

A. 尺骨前1/3处　　　　　　B. 尺桡骨中点　　　　　　C. 桡骨中点

D. 桡骨前1/3处　　　　　　E. 尺骨中点

19. 观察桡骨中段骨折最佳的摄影体位是(　　)

A. 前臂正位　　　　　　　　B. 前臂侧位　　　　　　　C. 前臂斜位

D. 前臂正/侧位　　　　　　E. 前臂正/斜位

20. 观察肱骨髁上骨折最佳的摄影体位是(　　)

A. 肘关节正位　　　　　　　B. 肘关节侧位　　　　　　C. 肘关节斜位

D. 肘关节正/侧位　　　　　E. 以上都对

21. 肘关节侧位摄影正确的方法是(　　)

A. 肘关节屈曲约成45°角　　　　　　B. 肘关节屈曲约成55°角

C. 肘关节屈曲约成60°角　　　　　　D. 肘关节屈曲约成120°角

E. 肘关节屈曲约成90°角

22. 肘关节侧位摄影时中线摄入点是(　　)

A. 肱骨外上髁垂直射入　　　　　　B. 肱骨内上髁垂直射入

C. 肱骨内上髁倾斜45°角射入　　　　D. 肱骨外上髁倾斜45°角射入

E. 肱骨外上髁倾斜15°角射入

23. 上臂前后位摄影时中心线摄入点是(　　)

A. 对准对侧腋窝垂直射入　　　　　　B. 对准同侧腋窝垂直射入

C. 对准肱骨中点垂直射入　　　　　　D. 对准肱骨头垂直射入

E. 以上都不对

24. 肩胛骨前后位摄影中心线经(　　)

A. 肩胛骨喙突下方4~5cm射入　　　　B. 肩胛骨喙突上方4~5cm射入

C. 肱骨中段下4~5cm射入　　　　　　D. 肱骨中段上4~5cm射入

E. 以上都不对

25. 肩关节前后位摄影中心线经(　　)

A. 肩胛骨喙突射入　　　　　　　　　B. 肩胛骨喙突上方4~5cm射入

C. 肱骨中段下4~5cm射入　　　　　　D. 肱骨中段上4~5cm射入

E. 以上都不对

26. 显示肩胛骨X线解剖结构的最佳摄影方法是(　　)

A. 肩胛骨前后位　　　　　　B. 肩胛骨斜位　　　　　　C. 肩胛骨后前位

D. 球管向头侧倾斜45°　　　E. 球管向足侧倾斜45°

27. 锁骨中段骨折患者摄片最佳的摄影体位是(　　)

A. 锁骨侧位　　　　　　　　B. 锁骨后前斜位　　　　　C. 锁骨前后正位

D. 锁骨前后斜位　　　　　　E. 锁骨后前正位

28. 锁骨摄影的叙述,错误的是(　　)

A. 头部转向对侧　　　　　　B. 上肢内旋,掌心向后　　　C. 头部转向患侧

D. 使用滤线栅　　　　　　　E. 锁骨紧贴床面或接收器

29. 足正位照片上不能全部显示的是(　　)
   A. 全部趾骨　　　　　　　　　B. 距骨　　　　　　　　　C. 足舟骨
   D. 跟骨　　　　　　　　　　　E. 骰骨

30. 检查小儿髋关节脱位、复位情况的体位是(　　)
   A. 髋关节前后位　　　　　　　B. 髋关节侧位　　　　　　C. 髋关节侧斜位
   D. 髋关节蛙形位　　　　　　　E. 髋关节后前斜位

31. 膝关节正位摄影中心线应对准(　　)
   A. 内上髁　　　　　　　　　　B. 外上髁　　　　　　　　C. 髌骨上缘
   D. 髌骨下缘　　　　　　　　　E. 胫骨粗隆

32. 股骨摄影检查的常规摄影体位是(　　)
   A. 正位及侧位　　　　　　　　B. 正位及斜位　　　　　　C. 正位及轴位
   D. 侧位及轴位　　　　　　　　E. 斜位及轴位

33. 髋关节正位摄影时,应使足尖(　　)
   A. 稍内收　　　　　　　　　　B. 稍外展　　　　　　　　C. 稍内旋
   D. 稍外旋　　　　　　　　　　E. 垂直向上

34. 髋关节病变检查的首选体位是(　　)
   A. 正位　　　　　　　　　　　B. 侧位　　　　　　　　　C. 斜位
   D. 轴位　　　　　　　　　　　E. 切线位

35. 踝关节前后位摄影时,中心线应对准的垂直射入接收器的是(　　)
   A. 内踝上 1cm　　　　　　　　　　　　B. 外踝上 1cm
   C. 内、外踝连线中点上 1cm　　　　　　D. 内、外踝连线中点上方 1.5cm
   E. 内、外踝连线中点下方 1.5cm

36. 髋关节摄影定位点是指髂前上棘与耻骨联合上缘连线中点向外下作垂线(　　)
   A. 2cm　　　　　　　　　　　B. 3cm　　　　　　　　　　C. 4cm
   D. 5cm　　　　　　　　　　　E. 6cm

37. 了解股骨头向后脱位情况,最好选择的位置是(　　)
   A. 髋关节前后位　　　　　　　　　　　B. 髋关节后前斜位(谢氏位)
   C. 双侧髋关节与股骨颈侧位(蛙形位)　　D. 股骨颈仰卧侧位
   E. 股骨侧位

38. 跟骨底跟轴位摄影时,中心线射入角度正确的是(　　)
   A. 向头侧倾斜 10°～20°角　　　　　　B. 向足侧倾斜 15°～25°角
   C. 向头侧倾斜 20°～30°角　　　　　　D. 向足侧倾斜 35°～45°角
   E. 向头侧倾斜 35°～45°角

39. 疑有跟骨骨质增生时最佳的位置是(　　)
   A. 足前后位　　　　　　　　　B. 踝关节前后位　　　　　C. 踝关节侧位
   D. 跟骨侧位　　　　　　　　　E. 跟骨前后位

40. 膝关节侧位体位设计时,要求下肢屈膝的角度正确的是(　　)
   A. 65°～75°角　　　　　　　　B. 85°～95°角　　　　　　C. 105°～115°角
   D. 120°～135°角　　　　　　　E. 145°～165°角

41. 小儿双侧髋关节与股骨颈侧位(蛙形位)摄影时,下列角度正确的是(　　)

A. 双侧髋部屈曲,且外旋与床面皆呈约30°角

B. 双侧髋部屈曲,且外旋与床面皆呈约40°角

C. 双侧髋部屈曲,且外旋与床面皆呈约50°角

D. 双侧髋部屈曲,且外旋与床面皆呈约60°角

E. 双侧髋部屈曲,且外旋与床面皆呈约70°角

42. 足正斜位摄片中心线对应的解剖部位是(　　)

A. 第2跖骨基底部　　　　B. 第3跖骨基底部　　　　C. 第1跖骨基底部

D. 第5跖骨基底部　　　　E. 第4跖骨基底部

43. 足内斜位摄影足底面与接收器所成的角度是(　　)

A. 45°～55°角　　　　B. 15°～25°角　　　　C. 25°～35°角

D. 30°～40°角　　　　E. 30°～45°角

44. 足前后外斜位摄片显示的最佳的解剖结构是(　　)

A. 第3、4跖骨　　　　B. 第1、2跖骨　　　　C. 第2、3跖骨

D. 第4、5跖骨　　　　E. 第3、4、5跖骨

45. 跟骨侧位X线摄影时,中心线入射是(　　)

A. 内踝向下3cm处　　　　B. 外踝向上1cm处　　　　C. 内踝向上2cm处

D. 内踝向下2cm处　　　　E. 外踝向下3cm处

46. 踝关节侧位摄影中心线部位是(　　)

A. 内踝上方2cm　　　　B. 内踝上方1cm　　　　C. 内踝下方1cm

D. 内踝下方2cm　　　　E. 以上都不对

47. 右踝撕脱性骨折摄影解剖关系显示的最佳的体位是(　　)

A. 踝关节前后位　　　　B. 踝关节侧位　　　　C. 踝关节正侧位

D. 踝关节斜位　　　　E. 踝关节正斜位

48. 小腿X线前后位摄影中心线是(　　)

A. 胫骨中段　　　　B. 胫腓骨上段　　　　C. 胫腓骨下段

D. 胫腓骨中段　　　　E. 腓骨中段

49、膝关节侧位摄影时膝关节要屈曲的角度是(　　)

A. 115°　　　　B. 125°　　　　C. 105°

D. 90°　　　　E. 135°

50. 膝关节前后位摄影体位要求(　　)

A. 足尖向上内旋10°～15°角　　　　B. 足尖向上内旋15°～25°角

C. 足尖向上外旋10°～15°角　　　　D. 足尖向上外旋15°～25°角

E. 以上都不对

51. 膝关节侧位摄影的中心线是(　　)

A. 髌骨上缘与腘窝折线连线中点　　　　B. 髌骨下缘

C. 髌骨下缘与腘窝折线连线中点　　　　D. 髌骨上缘

E. 股骨内上髁

52. 大腿X线侧位膝部屈曲约(　　)

A. 115°　　　　　　　　B. 135°　　　　　　　　C. 105°

D. 90°　　　　　　　　　E. 125°

53. 股骨粉碎性骨折,侧位摄影首选的体位是(　　　　)

A. 蛙式位　　　　　　　B. 侧卧侧位　　　　　　C. 仰卧水平侧位

D. 俯卧水平侧位　　　　E. 仰卧正位

54. 不属于股骨检查体位的是(　　　　)

A. 股骨正位　　　　　　　　B. 股骨侧位　　　　　　C. 股骨轴位

D. 股骨颈前后位　　　　　　E. 股骨颈仰卧水平侧位

四、多选题

1. 腕关节后前位中心线射入点错误的是(　　　　　　　)

A. 尺桡骨茎突连线中点上方 1cm　　　　B. 尺桡骨茎突连线中点下方 1cm

C. 尺桡骨茎突连线中点　　　　　　　　D. 桡骨茎突

E. 尺骨茎突

2. 关于肩胛骨摄影,正确的是(　　　　　　)

A. 被检侧上臂外展后,前臂上举,肘部弯曲 90°角

B. 平静呼吸中屏气曝光

C. 中心线对准喙突下 4cm 垂直接收器射入

D. 中心线对准喙突下 5cm 垂直暗盒射入

E. 摄影距离选择 100cm

3. 肘关节侧位摄影的叙述,正确的是(　　　　　　)

A. 尺侧近接收器　　　　　B. 上臂外展伸直　　　　C. 肩部向下与肘平

D. 内上髁置接收器片中心　　E. 肱尺关节间隙清晰显示

4. 某患者疑柯莱斯(Colles)骨折,不是合适的检查体位的是(　　　　　　　)

A. 肘部正侧位　　　　　　B. 手部正斜位　　　　　C. 肩部前后位

D. 腕部正侧位　　　　　　E. 腕部尺偏位

5. 腕关节后前位中心线应对的部位错误的是(　　　　　　　)

A. 尺桡骨茎突连线中点上方 1cm　　　　B. 尺桡骨茎突连线中点下方 1cm

C. 尺桡骨茎突连线中点　　　　　　　　D. 桡骨茎突

E. 尺骨茎突

6. 关于手前后斜位主要显示的说法,错误的是(　　　　　　　)

A. 用于观察第 1 掌骨　　　　　　B. 用于观察第 2 掌骨

C. 用于观察第 3 掌骨　　　　　　D. 用于观察第 4~5 掌骨

E. 中心线对准第 3 手掌骨头远端垂直接收器射入

7. Colles 骨折的摄片要求(　　　　　)

A. 腕关节正位片　　　　　　　　B. 腕关节侧位片

C. 摄影距离 80cm　　　　　　　　D. 摄入点为尺桡骨茎突连线中点

E. 以上都不对

8. 前臂前后位、侧位 X 线照片质量优秀所必备的条件(　　　　　　　)

A. 管电压为 55~60kV　　　B. 摄影距离 120cm　　　C. 管电流为 100mA

D. 曝光时间为 0.08 秒　　　　　E. 包腕关节

9. 肱骨近端穿胸侧位摄影要求(　　　　　)

A. 中心线对准对侧腋窝垂直射入　　　　B. 肱骨近端置于照射野中心

C. 对侧上肢上举抱头　　　　　　　　　D. 中心线对准同侧腋窝垂直射入

E. 使用滤线栅

10. 肘关节正位摄片要求正确的方法是(　　　　　)

A. 背侧紧贴接收器　　　　B. 肘关节伸直　　　　　C. 肘关节微曲

D. 摄影距离 80cm　　　　　E. 以上都对

11. 肩关节 X 线摄影质量优秀所必备的条件(　　　　　)

A. 摄影距离 120cm　　　　B. 管电压为 55kV　　　　C. 曝光时间 0.08 秒

D. 使用滤线栅　　　　　　E. 以上都对

12. 锁骨后前位摄影需注意的事项是(　　　　　)

A. 锁骨中点置于照射野中心　　　　B. 肩胛骨喙突置于照射野中心

C. 上肢内旋,掌心向后　　　　　　　D. 上肢外旋,掌心向前

E. 上肢无特殊要求

13. 可以在足前后位照片上显示的部位是(　　　　　)

A. 趾骨　　　　　　　　B. 跗骨　　　　　　　　C. 舟骨

D. 楔骨　　　　　　　　E. 跟骨

14. 关于膝关节前后位摄影时正确的是(　　　　　)

A. 被检者坐于摄影床上　　　　　　　B. 被检侧下肢伸直,足尖向上稍向内旋

C. 髌骨上缘对准照射野中心　　　　　D. 中心线对准髌骨下缘垂直接收器射入

E. 平静呼吸不屏气曝光

15. 膝关节侧位体位设计时,下肢屈膝的角度错误的是(　　　　　)

A. 65°～75°角　　　　　B. 85°～95°角　　　　　C. 105°～115°角

D. 120°～135°角　　　　E. 145°～165°角

16. 摄取髌骨轴位时,正确的是(　　　　　)

A. 被检者仰卧摄影床上

B. 髌骨置于照射野中心

C. 平静呼吸不屏气曝光

D. 中心线对准髌骨下缘,经髌骨后缘垂直接收器

E. 主要显示髌骨骨折后左右分离情况

17. 跟骨轴位摄影正确的体位要求是(　　　　　)

A. 足尖向上,足背极度背屈　　　　B. 足冠状面垂直于接收器

C. 小腿长轴与接收器长轴垂直　　　　D. 足矢状面垂直于接收器

E. 以上都不对

18. 踝关节前后位摄影注意事项有(　　　　　)

A. 跟骨紧贴接收器　　　B. 足尖内旋 20°～25°角　　　C. 足尖内旋 10°～15°角

D. 摄影距离 80cm　　　　E. 摄影距离 120cm

19. 小腿 X 线侧位摄影正确的体位要求是(　　　　　)

A. 膝关节稍屈曲 B. 小腿矢状面与接收器平行

C. 小腿腓侧靠近接收器 D. 接收器上缘必须包一个关节

E. 小腿长轴与接收器长轴一致

20. 足前后位、斜位 X 线照片质量优秀所必备的条件是( )

A. 管电压为 50～55kV B. 摄影距离 50cm C. 管电流为 150mA

D. 曝光时间为 0.12s E. 以上均不对

21. 膝关节侧位照片质量最佳应具备的条件是( )

A. 管电压为 55～60kV B. 摄影距离 80cm C. 管电流为 150mA

D. 曝光时间为 0.12s E. 以上都对

22. 大腿 X 线侧位摄影正确的体位要求是( )

A. 大腿外侧贴紧床面 B. 股骨矢状面与床面平行

C. 对侧臀部垫起,膝部弯曲上抬 D. 被检侧膝部屈曲约呈 135°角

E. 上缘需包髋关节

23. 髋关节正位摄影摆位时要注意的是( )

A. 足尖向上稍内旋 B. 足尖向上稍外旋

C. 仰卧于摄影床双下肢伸直 D. 仰卧于摄影床双下肢屈曲

E. 以上都不对

五、简答题

1. 如何设计尺、桡骨正侧位?

2. 如何设计肘关节正侧位?

3. 如何设计肱骨正侧位?

4. 如何设计肩关节前后位?

5. 如何摄取肩胛骨前后位?

6. 如何设计足前后位及足内斜位摄影体位?

7. 如何设计踝关节正侧位摄影体位?

8. 如何设计跟骨底跟轴位及跟骨侧位摄影体位?

9. 如何设计胫、腓骨正侧位摄影体位?

10. 如何设计膝关节正侧位摄影体位?

11. 如何设计股骨正侧位摄影体位?

12. 如何设计髋关节前后位摄影体位?

13. 简述髋关节正位的中心线。

14. 简述髋关节正位的摄影体位。

六、问答题

1. 四肢摄影注意事项包括什么?

2. 如何手后前位摄影?

3. 如何手后前斜位摄影?

4. 如何腕关节正侧位摄影?

5. 如何摄取腕关节尺偏位?说出其主要显示部位?

6. 如何肱骨正侧位摄影?

7. 如何肩关节前后位摄影？

8. 如何肩胛骨前后位摄影？

9. 如何摄足前后位及足内斜位？

10. 如何摄踝关节正侧位？

11. 如何摄跟骨底跟轴位及跟骨侧位？

12. 如何摄胫、腓骨正侧位？

13. 如何摄膝关节正侧位？

14. 如何摄股骨正侧位？

15. 如何摄髋关节前后位？

（隗志峰　李　萌　杨尚玉）

子项目二　头面部 X 线摄影

实训一　头颅正侧位 X 线摄影

【实训目标】

能正确、熟练地操作 X 线检查设备,选择合适的摄影条件,在教师的指导下按照摄影操作规程进行头颅正侧位 X 线摄影,进行图像后处理获得符合诊断要求的影像,冲洗或打印 X 线照片,并进行读片和照片质量评价。熟悉头颅 X 摄影的临床应用及注意事项。

【实训步骤】

1. 复习总结　在复习颅骨常规摄影位置(颅骨正位、颅骨侧位)、理论教学的基础上,对摄影位置进行认真的归纳、总结及演示之后,在带教老师指导下,实训小组长协助学生分组互相扮演被检者进行实训。

2. 案例引入　女性患者,35 岁,1 小时前被击伤头部,即时晕倒,来院时额部头皮破裂有出血,周围红肿、头痛。门诊医生初步疑诊为颅骨骨折,送影像科检查,作为影像技师如何进行摄影？

3. X 线摄影前准备　根据患者的受伤情况,需要摄影颅骨前后位和颅骨侧位。

(1)摄影前基本准备:了解被检者的基本情况,X 线数字摄影时作好患者基本信息录入工作。明确检查要求,与被检者或家属进行必要的交流沟通争取最佳配合,去除头部的发卡、饰物,做好被检者安置。

(2)影像接收器准备:屏-片系统摄影时,要在暗室内将胶片分别装入暗盒内;CR 时准备IP;DR 使用平板探测器。

（一）颅骨后前位摄影

1. 接收器设置　屏-片系统用铅字标记,暗盒置于滤线栅下的托盘上;使用 CR 摄影系统时 IP 同样置于滤线栅下的托盘上;DR 探测器位于摄影床下方。

2. 摄影体位设计　被检者穿好铅围裙俯卧于摄影床上,头颅正中矢状面垂直于床面,并重合于床面中线。鼻额部靠近床面,下颌内收,听眦线垂直于床面,接收器上缘超出颅顶3cm。

3. 校对中心线　移动 X 线球管,调节摄影距离及中心线。摄影距离一般为100cm,中心线自枕外隆凸经眉间垂直射入接收器。

4. 调节照射野　调节遮线器或多叶准直器选择合适的照射野,能容下被检部位即可。

5. 曝光条件选择　观察电源电压指示是否在正常范围内再选择曝光条件,参考管电压为 68kV、管电流为 100mA、曝光时间为 0.30s。

6. 影像传输和照片打印及影像评价　进行图像后处理和标记左右,CR、DR 摄影把影像送入 PACS,冲洗或打印照片,观察 X 线照片显示的部位及照片质量评价。

（二）颅骨侧位摄影

1. 接收器设置　屏-片系统用铅字标记,暗盒置于摄影床滤线栅下的托盘上;使用 CR 摄影系统时 IP 同样置于摄影床滤线栅下的托盘上;DR 探测器位于摄影床下方。

2. 摄影体位设计　被检者俯卧于摄影床上,身体长轴与床面中线平行。头部侧转,被检侧靠近床面,矢状面与床面平行,瞳间线与床面垂直,下颌内收,额鼻线（前额与鼻尖间的连线）与床面平行。被检侧上肢内旋置于身旁,下肢伸直;对侧上肢屈肘握拳垫于颌下,下肢屈曲以支撑身体。接收器横放于滤线器托盘上,其短轴与床中线平行,接收器上缘超出颅顶3cm。

3. 校对中心线　对准外耳孔前、上各 2.5cm 处垂直射入接收器。

4. 重复颅骨前后位摄影中的第 4、5 步。

5. 影像传输和照片打印及影像评价　进行图像后处理和标记左右,CR、DR 摄影把影像送入 PACS,冲洗或打印照片,观察 X 线照片显示的部位及照片质量评价。

【实训记录】

摄影体位	焦点大小	管电压(kV)	毫安秒(mAs)	FFD(cm)	滤线栅(+／－)
颅骨前后位					
颅骨侧位					

【颅骨正位、颅骨侧位摄影技术实训报告】

班级：　　　　　姓名：　　　　　分数：

1. 颅骨前后位、颅骨侧位 X 线摄影时,中心线如何入射?

2. 认识颅骨前后位、颅骨侧位照片中的解剖名称。

3. 如果颅骨正位或侧位摄影为阴性,患者恶心、呕吐,剧烈头痛。需另加什么影像设备检查?

答：

实训二　鼻骨侧位 X 线摄影

【实训目标】

能正确、熟练地操作 X 线检查设备,选择合适的摄影条件,在教师的指导下按照摄影操作规程对鼻骨进行 X 线摄影,获得符合诊断要求的影像信息,对其影像后处理,冲洗或打印 X 线照片,并进行读片和照片质量评价。

【实训步骤】

1. 复习总结　在复习鼻骨摄影位置理论教学的基础上,对摄影位置进行认真的归纳、总结及演示之后,在带教老师指导下,实训小组长协助学生分组互相扮演被检者进行实训。

2. 案例引入 男性患者,19 岁,1 小时前鼻骨外伤,鼻衄、局部肿胀、疼痛。门诊医生初步诊断为鼻骨骨折,送影像科检查,作为影像技师如何进行摄影?

3. X 线摄影前准备 根据患者的受伤情况,需要摄影鼻骨左侧位和右侧位(两侧鼻骨侧位摄影方法相同,方向相反)。

(1)摄影前基本准备:了解被检者的基本情况,X 线数字摄影时作好患者基本信息录入工作。明确检查要求,与被检者进行必要的交流沟通争取最佳配合,暴露被检部位(去除眼镜、鼻环等金属物品),做好被检者安置。

(2)影像接收器准备:屏-片系统摄影时,要在暗室内将胶片分别装入暗盒内;CR 准备 IP;DR 使用平板探测器。

鼻骨侧位摄影

1. 接收器设置 屏-片系统用铅字标记,暗盒置于摄影床下的托盘上,使用铅皮把暗盒遮盖 1/2;使用 CR 摄影系统时 IP 同样置于摄影床下的托盘上;DR 探测器位于摄影床下方。

2. 摄影体位设计 被检者穿好铅围裙俯卧于摄影床上(与头颅侧位相同),鼻骨右侧位,右侧面部贴近接收器,头颅正中矢状面与床面平行,瞳间线与床面垂直,额鼻线与接收器长轴平行,鼻根下 1cm 处置于照射野中心;鼻骨左侧位,左侧面部贴近探测器,余与右侧位相同。

3. 校对中心线 移动 X 线球管,调节摄影距离及中心线。摄影距离一般为 100cm,中心线经鼻根处垂直射入接收器。

4. 调节照射野 调节遮线器或多叶准直器选择合适的照射野,能容下被检部位即可。

5. 曝光条件选择 观察电源电压指示是否在正常范围内再选择曝光条件,参考管电压为 60kV、管电流为 100mA、曝光时间为 0.25s。

6. 影像传输和照片打印及影像评价 进行图像后处理和标记左右,CR、DR 摄影把影像送入 PACS,冲洗或打印照片,观察 X 线照片显示的部位及照片质量评价。

【实训记录】

摄影体位	焦点大小	管电压(kV)	毫安秒(mAs)	FFD(cm)	滤线栅(+/-)
鼻骨左侧位					
鼻骨右侧位					

【鼻骨侧位摄影技术实训报告】

班级: 姓名: 分数:

1. 鼻骨 X 线摄影时,为什么要摄影左侧位和右侧位?

2. 鼻骨左、右侧位摄影在一张 X 线胶片上时,要注意什么?

3. 鼻骨侧位 X 线摄影时,中心线如何入射?

4. 认识鼻骨侧位照片中的解剖名称。

5. 如何评价鼻骨侧位照片的质量?

答:

实训三　鼻旁窦正位 X 线摄影

【实训目标】

能正确、熟练地操作 X 线检查设备,选择合适的摄影条件,在教师的指导下按照摄影操作规程对鼻窦的柯、瓦氏的 X 线摄影,经过图像后处理后获得符合诊断要求的影像,冲洗或打印 X 线照片,并进行读片和照片质量评价。

【实训步骤】

1. 复习总结　在复习鼻窦常用摄影位置理论教学的基础上,对摄影位置进行认真的归纳、总结及演示之后,在带教老师指导下,实训小组长协助学生分组互相扮演被检者进行实训。

2. 案例引入　女性患者,45 岁,头痛一周余,近日加重伴鼻塞、发热、伴头痛,流黄色鼻涕。门诊医生初步诊断为急性鼻旁窦炎,送影像科检查,作为影像技师如何进行摄影?

3. X 线摄影前准备　根据患者病情,需摄鼻窦柯、瓦氏位。

(1)摄影前基本准备:了解被检者的基本情况,X 线数字摄影时作好患者基本信息录入工作。明确检查要求,与被检者交流沟通争取最佳配合,去除头部的发卡、饰物。

(2)影像接收器准备:屏-片摄影时,要在暗室内将胶片分别装入暗盒内;CR 准备 IP;DR 使用平板探测器。

（一）鼻旁窦柯氏位摄影

1. 接收器设置　屏-片系统用铅字标记,把暗盒用铅皮分割成 1/2 置于摄影床滤线栅下的托盘上,暗盒半部分摄柯氏位,半部分摄瓦氏位;使用 CR 摄影系统时 IP 同样置于摄影床滤线栅下的托盘上;DR 探测器位于摄影床下方。

2. 摄影体位设计　被检者穿好铅围裙俯卧于摄影床上,正中矢状面垂直于床面,并与床面中线重合,额部及鼻尖置于床面上,下颌内收,听眦线垂直于床面,鼻根对准照射野中心。接收器置于滤线器托盘上,其长轴与床中线平行。

3. 校对中心线　向足侧倾斜 23°角,经鼻根下 1cm 处射入接收器。

4. 调节照射野　调节遮线器或多叶准直器选择合适的照射野,能容下被检部位即可。

5. 曝光条件选择　观察电源电压指示是否在正常范围内再选择曝光条件,参考管电压为 72kV、管电流为 100mA、曝光时间为 0.25s。

6. 影像传输和照片打印及影像评价　进行图像后处理和标记左右,CR、DR 摄影把影像送入 PACS,冲洗或打印照片,观察 X 线照片显示的部位及照片质量评价。

（二）鼻旁窦瓦氏位摄影

1. 接收器设置　屏-片系统用铅字标记,暗盒置于摄影床下的托盘上;使用 CR 摄影系统时 IP 同样置于摄影床下的托盘上;DR 探测器位于摄影床下方。

2. 摄影体位设计　被检者穿好铅围裙俯卧于摄影床上,下颌骨颏部紧贴摄影台面上,两手置于头部两侧,支撑头部保持稳定;头颅正中矢状面垂直于床面,其长轴与床中线平行;头稍后仰,听眦线与床面呈 37°角;鼻尖置于照射野中心,照射野上缘超出前额、下缘至颏部,左右含两侧颧弓。

3. 校对中心线　移动 X 线球管,调节摄影距离及中心线。摄影距离一般为 100cm,经鼻根下 1cm 处射入接收器。

4. 调节照射野　调节遮线器或多叶准直器选择合适的照射野,能容下被检部位或稍小于 X 线胶片即可。

5. 曝光条件选择　观察电源电压指示是否在正常范围内再选择曝光条件,参考管电压为 72kV、管电流为 100mA、曝光时间为 0.25s。

6. 影像传输和照片打印及影像评价　进行图像后处理和标记左右,CR、DR 摄影把影像送入 PACS,冲洗或打印照片,观察 X 线照片显示的部位及照片质量评价。

【实训记录】

摄影体位	焦点大小	管电压(kV)	毫安秒(mAs)	FFD(cm)	滤线栅(+/ -)
鼻窦柯氏位					
鼻窦瓦氏位					

【鼻旁窦摄影技术实训报告】

班级:　　　　　　姓名:　　　　　　分数:

1. 鼻旁窦 X 线摄影位置有哪些? 分别用于检查哪些疾病?

2. 认识鼻窦柯、瓦氏位照片中解剖名称。

3. 对于案例中的患者,在鼻窦柯、瓦氏位照片上各观察什么内容?

4. 评价鼻窦柯、瓦氏位照片质量的依据是什么?

5. 观察鼻旁窦除了 X 线摄影检查,还有什么更好的影像检查?

答:

练习题

一、名词解释

1. 瞳间线

2. 听眦线

3. 听眶线

4. 听鼻线

5. 听口线

二、填空题

1. 听眶线是指( )与( )连线。

2. 头颅后前位摄影,体位设计时要求( )与台中线重合并垂直( )与床面垂直。

3. 头颅侧位摄影,体位设计时要求( )与床面平行;( )与床面垂直。

三、单选题

1. 外耳孔与同侧眼外眦的连线称为( )

A. 听眦线　　　　　　　　B. 听眶线　　　　　　　　C. 听鼻线

D. 听口线　　　　　　　　E. 瞳间线

2. 外耳孔与同侧鼻翼下缘的连线称为( )

A. 听眦线　　　　　　　　B. 听眶线　　　　　　　　C. 听鼻线

D. 听口线   E. 瞳间线

3. 乳突 25°侧位又称为(   )

A. 劳氏位(Law's view)   B. 许氏位(Shuller's view)

C. 伦氏位(Runstrom's view)   D. 梅氏位(Mayer's view)

E. 斯氏位(Stenever's view)

4. 上颌窦检查,常规位置是(   )

A. 柯氏位(Caldwell's view)   B. 瓦氏位(Water's view)

C. 斯氏位(Stenever's view)   D. 劳氏位(Law's view)

E. 瑞氏位(Rhees's view)

5. 听眶线是(   )

A. 外耳孔与眼眶中点的连线   B. 外耳孔与眼眶内缘的连线

C. 外耳孔与眼眶外缘的连线   D. 外耳孔与眼眶下缘的连线

E. 外耳孔与眼眶上缘的连线

6. 不属于头颅摄影体表定位标志的是(   )

A. 枕外隆突   B. 外耳孔   C. 外眦

D. 蝶鞍   E. 鼻根

7. 头颅平片检查的常规体位是(   )

A. 正位及斜位   B. 正位及轴位   C. 正位及侧位

D. 侧位及斜位   E. 侧位及轴位

8. 头颅侧位摄影时与接收器垂直的标志线是(   )

A. 听鼻线   B. 听口线   C. 瞳间线

D. 听眦线   E. 听眶线

9. 瓦氏位(Water's view)摄影,听眦线与接收器的角度关系是(   )

A. 15°   B. 23°   C. 30°

D. 37°   E. 45°

10. 柯氏位(Caldwell's view)摄影,中心线向足侧倾斜角度正确的是(   )

A. 15°   B. 23°   C. 30°

D. 37°   E. 45°

11. 某患者头顶右侧外伤疑凹陷骨折,最佳摄影体位是(   )

A. 上下方向轴位   B. 下上方向轴位   C. 外伤部切线位

D. 后前45°位   E. 头颅半轴位

12. 观察上颌窦时,最合适的位置是(   )

A. 头颅后前位   B. 柯氏位   C. 头颅侧位

D. 汤氏位   E. 瓦氏位

13. 显示颞骨岩部轴位影像,应当选择的位置是(   )

A. 梅氏位   B. 劳氏位   C. 伦氏位

D. 斯氏位   E. 许氏位

14. 乳突伦氏位摄影,正确的角度是(   )

A. 乳突15°侧位   B. 乳突25°侧位   C. 乳突35°侧位

D. 乳突 45°侧位　　　　　　　　　　E. 乳突 55°侧位

15. 乳突许氏位摄影,正确的角度是(　　　)

A. 乳突 15°侧位　　　　　　B. 乳突 25°侧位　　　　　　C. 乳突 35°侧位

D. 乳突 45°侧位　　　　　　E. 乳突 55°侧位

16. 乳突梅氏位摄影,正确的角度是(　　　)

A. 岩乳部双 15°轴位　　　　B. 岩乳部双 25°轴位　　　　C. 岩乳部双 35°轴位

D. 岩乳部双 45°轴位　　　　E. 岩乳部双 55°轴位

17. 摄影时需要张口、闭口的位置是(　　　)

A. 下颌骨侧位　　　　　　　B. 上颌骨侧位　　　　　　　C. 颞颌关节正位

D. 颞颌关节侧位　　　　　　E. 汤氏位

18. 颅骨前后位摄影时,垂直于床面的是(　　　)

A. 听眦线垂直于床面　　　　　　　　B. 听眶线垂直于床面

C. 听眉线垂直于床面　　　　　　　　D. 听眶线 10°垂直于床面

E. 听眶线 20°垂直于床面

19. 头颅侧位片不能显示的解剖结构是(　　　)

A. 额骨　　　　　　　　　　B. 顶骨　　　　　　　　　　C. 矢状缝

D. 人字缝　　　　　　　　　E. 冠状缝

20. 鼻骨骨折患者应选用最佳的摄影体位是(　　　)

A. 鼻骨左侧位　　　　　　　B. 鼻骨右侧位　　　　　　　C. 鼻骨双侧位

D. 鼻骨正位　　　　　　　　E. 以上都对

四、多选题

1. 用于颞骨检查的摄影位置是(　　　)

A. 梅氏位　　　　　　　　　B. 柯氏位　　　　　　　　　C. 许氏位

D. 伦氏位　　　　　　　　　E. 瓦氏位

2. 摄影时需要张口的位置是(　　　)

A. 下颌骨侧位　　　　　　　B. 上颌骨侧位　　　　　　　C. 第 1~2 颈椎前后位

D. 颞颌关节侧位　　　　　　E. 汤氏位

3. 关于乳突摄影,摄影位置名称正确的是(　　　)

A. 乳突 15°侧位　　　　　　B. 乳突 25°侧位　　　　　　C. 乳突 35°侧位

D. 乳突 45°侧位　　　　　　E. 乳突 55°侧位

4. 乳突 X 摄影应选用的体位是(　　　)

A. 头颅后前位　　　　　　　B. 梅氏位　　　　　　　　　C. 头颅侧位

D. 许氏位　　　　　　　　　E. 劳氏位

5. 关于鼻骨侧位体位正确的说法是(　　　)

A. 瞳间线与床面垂直　　　　　　　　B. 瞳间线与床面平行

C. 鼻骨右侧位,右侧面部贴近接收器　　D. 摄影距离 80cm

E. 中心线经鼻根下 1cm 处垂直射入

6. 显示鼻旁窦影像解剖结构最佳显示体位是(　　　)

A. 头颅后前位　　　　　　　B. 劳氏位　　　　　　　　　C. 瓦氏位

D. 柯氏位　　　　　　　　E. 梅氏位

五、简答题

1. 如何设计头颅后前位摄影体位?

2. 如何设计头颅侧位摄影体位?

3. 如何设计柯氏位摄影体位?

4. 如何设计瓦氏位摄影体位?

5. 头颅定位线有哪几条?

6. 简述鼻旁窦柯氏位的摄影体位。

7. 简述鼻旁窦瓦氏位的摄影体位。

六、问答题

1. 试述头颅摄影注意事项。

2. 试述头颅正位的摄影技术(体位和中心线)。

3. 试述头颅侧位的摄影技术(体位和中心线)。

4. 试述鼻旁窦柯氏位的摄影技术(体位和中心线)。

5. 试述鼻旁窦瓦氏位的摄影技术(体位和中心线)。

(李振伦　李锋坦)

子项目三　脊柱 X 线摄影

实训一　颈椎正侧斜位和 1~2 颈椎张口位 X 线摄影

【实训目标】

能正确、熟练地操作 X 线检查设备,选择合适的摄影条件,在教师的指导下按照摄影操作规程,使用 X 线机对颈椎进行线摄影,经过影像后处理获得符合诊断要求的影像,冲洗或打印 X 线照片,并进行读片和照片质量评价。

【实训步骤】

1. 复习总结　在复习颈椎常用摄影位置理论教学的基础上,对摄影位置进行认真的归纳、总结及演示之后,在带教老师指导下,学生分组互相扮演被检者进行实训。

2. 案例引入

女性患者,45 岁,颈部及肩背部疼痛一年,近日加重伴上肢无力、手指麻木伴头晕、恶心、呕吐等。门诊医生查体后初步诊断为颈椎病,送影像科检查,作为影像技师如何进行摄影?

3. X 线摄影前准备　根据患者病情,需要摄影颈椎前后位、颈椎侧位、颈椎左前斜位和右前斜位。

(1)摄影前基本准备:了解被检者的基本情况,X 线数字摄影时作好患者基本信息录入工作。明确检查要求,与被检者或家属进行必要的交流沟通争取最佳配合,暴露被检部位(如去除项链、发卡、耳环等金属饰物,药膏),做好被检者安置。

(2)影像接收器准备:屏-片系统摄影时,要在暗室内将胶片分别装入暗盒内;CR 准备 IP;DR 使用平板探测器。

（一）3～7 颈椎前后位

1. 接收器设置　屏-片系统用铅字标记,暗盒置于摄影架滤线栅下方的托盘;使用 CR 摄影系统时 IP 同样置于滤线栅下方的托盘上;DR 探测器位于摄影床下方。

2. 摄影体位设计　被检者穿好铅围裙站立于摄影架前,颈背部贴近摄影架,正中矢状面垂直于摄影架并与摄影架中线重合;头稍后仰,颌部抬起听鼻线垂直摄影架;照射野上缘超过外耳孔,下缘平胸骨柄切迹,两侧包括颈部软组织。

3. 校对中心线　移动 X 线球管,调节摄影距离及中心线。摄影距离一般为100cm,中心线向头端倾斜10°～15°角,经甲状软骨射入照射野中心接收器。

4. 调节照射野　调节遮线器或多叶准直器选择合适的照射野,能容下被检部位即可。

5. 曝光条件选择　观察电源电压指示是否在正常范围内再选择曝光条件,参考管电压为 65～70kV、管电流为100mA、曝光时间为 0.20s。

6. 影像传输和照片打印及影像评价　进行图像后处理和标记左右,CR、DR 摄影把影像送入 PACS,冲洗或打印照片,观察 X 线照片显示的部位及照片质量评价。

（二）颈椎侧位摄影

1. 接收器设置　屏-片系统用铅字标记,暗盒置于滤线栅下方的托盘上;使用 CR 摄影系统时 IP 同样置于滤线栅下方的托盘上;DR 探测器位于摄影床下方。

2. 摄影体位设计　被检者穿好铅围裙侧立于摄影架前,人体正中矢状面与摄影架平行;头稍后仰,使听鼻线与地面平行,以免下颌骨与上部颈椎重叠;双肩尽量下垂,以免肩部与下部颈椎重叠;照射野上缘超过外耳孔上 2cm,下缘平颈静脉切迹,颈部前后软组织中点对摄影架中心。

3. 校对中心线　移动 X 线球管,调节摄影距离及中心线。摄影距离一般为100cm,中心线经照射野中心垂直射入接收器。

4. 重复颈椎正位摄影中的第 4、5 步。

5. 影像传输和照片打印及影像评价　进行图像后处理和标记左右,CR、DR 摄影把影像送入 PACS,冲洗或打印照片,观察 X 线照片显示的部位及照片质量评价。

（三）颈椎左（右）后斜位摄影

1. 接收器设置　屏-片系统用铅字标记,暗盒置于摄影架滤线栅下方的托盘上;使用 CR 摄影系统时 IP 同样置于滤线栅下方的托盘上;DR 探测器位于摄影床下方。

2. 摄影体位设计　被检者穿好铅围裙侧立于摄影架前,被检侧贴近并面向摄影架并使身体冠状面与摄影架呈45°角;听鼻线垂直于摄影架,两肩下垂;接收器上缘平外耳孔,下缘包括第一胸椎。

3. 中心线　移动 X 线球管,调节摄影距离及中心线。摄影距离一般为100cm,中心线向头端倾斜10°角,经甲状软骨平面颈部斜位中点射入照射接收器。

4. 重复颈椎正位摄影中的第 4、5 步。

5. 影像传输和照片打印及影像评价　进行图像后处理和标记左右,CR、DR 摄影把影像送入 PACS,冲洗或打印照片,观察 X 线照片显示的部位及照片质量评价。

（四）1～2 颈椎前后位摄影

1. 接收器设置　屏-片系统用铅字标记,暗盒置于滤线栅下方的托盘上;使用 CR 摄影系统时 IP 同样置于滤线栅下方的托盘上;DR 探测器位于摄影床下方。

2. 体位设计　被检者穿好铅围裙仰卧于摄影床上或立于摄影架前,头颈部正中矢状面垂直并重合于中线,两臂置于身旁;头稍上仰,使上颌中切牙咬合面与乳突尖连线垂直于摄影床,上、下切牙连线中点对照射野中心;曝光时嘱被检者尽量张大口,口腔装有活动义齿者,摄影时应取下,以免与颈椎影像重叠。嘱患者平静呼吸下屏气曝光。

3. 校对中心线　中心线经张大的口中心,垂直射入。

4. 重复颈椎正位摄影中的第4、5步。

5. 影像传输和照片打印及影像评价　进行图像后处理和标记左右,CR、DR摄影把影像送入PACS,冲洗或打印照片,观察X线照片显示的部位及照片质量评价。

【实训记录】

摄影体位	焦点大小	管电压(kV)	毫安秒(mAs)	FFD(cm)	滤线栅(+/-)
3~7颈椎前后位					
颈椎侧位					
颈椎斜位					
1~2颈椎前后位					

【颈椎摄影技术实训报告】

班级:　　　　　　姓名:　　　　　　分数:

1. 案例中的患者如果不能站立,如何摄影摆位?

2. 颈椎摄影摆位过程中,需要注意什么?

3. 颈椎前后位、侧位、左后斜位、右后斜位X线摄影时,中心线如何入射?

4. 认识颈椎前后位、侧位、斜位照片中的解剖名称。

5. 在颈椎X线照片上主要观察什么内容?

6. 如何评价颈椎前后位、侧位、左(右)后斜位照片的质量?

答:

实训二　胸椎正侧位X线摄影

【实训目标】

能正确、熟练地操作X线检查设备,选择合适的摄影条件,在教师的指导下按照摄影操作规程对胸椎进行X线摄影,进行图像后处理获得符合诊断要求的影像,冲洗或打印X线照片,并进行读片和照片质量评价。

【实训步骤】

1. 复习总结　在复习胸椎摄影位置理论教学的基础上,对摄影位置进行认真的归纳、总结及演示之后,在带教老师指导下,实训小组长协助学生分组互相扮演被检者进行实训。

2. 案例引入　女性患者,45岁,半小时前滑倒,背部疼痛,活动受限。门诊医生查体后初步诊断胸椎骨折,送影像科检查,作为影像技师如何进行摄影?

3. X线摄影前准备　根据患者病情,需要摄影胸椎前后位和侧位。

（1）摄影前基本准备：了解被检者的基本情况，X 线数字摄影时作好患者基本信息录入工作。与被检者进行必要的交流沟通争取最佳配合，暴露被检部位（去除可能重叠在胸椎上的物品，如项链、衣服上的装饰物、纽扣、文胸等），做好被检者安置。

（2）影像接收器准备：屏- 片系统摄影时，要在暗室内将胶片分别装入暗盒内；CR 准备IP；DR 使用平板探测器。

（一）胸椎前后位摄影

1. 接收器设置　屏- 片系统用铅字标记，探测器置于滤线栅下方的托盘上，若将胸椎的前后位、侧位投照在一张胶片上，要用铅橡皮纵向遮盖暗盒的 1/2。使用 CR 摄影系统时 IP 同样置于滤线栅下方的托盘上；DR 探测器位于摄影床下方。

2. 摄影体位设计　被检者仰卧于摄影床上，身体正中矢状面垂直于床面并于床面中线重合；两臂置于身旁，下肢伸直或屈髋屈，两足平踏床面；接收器上缘平第 7 颈椎，下缘包括第 1 腰椎。非照射部位用防护用品加以遮盖。

3. 校对中心线　移动 X 线球管，调节摄影距离及中心线。摄影距离一般为 100cm，中心线对准第 7 胸椎（相当于胸骨体中点）垂直射入照射野中心。

4. 调节照射野　调节遮线器或多叶准直器选择合适的照射野，能容下被检部位或稍小于 X 线胶片即可。

5. 曝光条件选择　观察电源电压指示是否在正常范围内再选择曝光条件，参考管电压为 75 ~ 80kV、管电流为 100mA、曝光时间为 0.3s，也可选用中心电离室自动曝光控制。

6. 影像传输和照片打印及影像评价　进行图像后处理和标记左右，CR、DR 摄影把影像送入 PACS，冲洗或打印照片，观察 X 线照片显示的部位及照片质量评价。

（二）胸椎侧位摄影

1. 接收器设置　屏- 片系统用铅字标记，探测器置于滤线栅下方的托盘上，若将胸椎的前后位、侧位投照在一张胶片上，要用铅橡皮纵向遮盖暗盒的 1/2。使用 CR 摄影系统时 IP 同样置于滤线栅下方的托盘上；DR 探测器位于摄影床下方。

2. 摄影体位设计　被检者穿好铅围裙侧卧于摄影床上，胸椎侧弯畸形者凸侧靠近床面；两臂上举屈曲抱头。双下肢屈曲以支撑身体，使身体冠状面与床面垂直；腰部过细者在腰下垫棉垫，使脊柱长轴与床面平行；胸椎棘突后缘置于床面中线后约 5cm 处。接收器上缘包括第 7 颈椎，下缘包括第 1 腰椎。非照射部位用防护用品加以遮盖。

3. 校对中心线　移动 X 线球管，调节摄影距离及中心线。摄影距离一般为 100cm，中心线对准第 7 胸椎高度棘突向前 5cm 处垂直射入照射野中心。

4. 重复胸椎正位摄影中第 4、5 步，但由于胸椎侧位与肺重叠，管电压低于胸椎正位，可选择在 70 ~ 72kV。

5. 影像传输和照片打印及影像评价　进行图像后处理和标记左右，CR、DR 摄影把影像送入 PACS，冲洗或打印照片，观察 X 线照片显示的部位及照片质量评价。

【实训记录】

摄影体位	焦点大小	管电压（kV）	毫安秒（mAs）	FFD（cm）	滤线栅（ +/ - ）
胸椎前后位					
胸椎侧位					

【胸椎摄影技术实训报告】

班级： 姓名： 分数：

1. 对于案例中的患者,在摄影摆位时要注意什么?

2. 胸椎前后位、侧位 X 线摄影时,中心线如何入射?

3. 认识胸椎前后位、侧位照片中的解剖名称。

4. 在胸椎前后位、侧位 X 线照片上主要观察什么内容?

5. 如何评价胸椎前后位、侧位照片的质量?

6. 胸椎摄影主要用于检查哪些疾病?观察什么内容?

答:

实训三　腰椎正侧位 X 线摄影

【实训目标】

能正确、熟练地操作 X 线检查设备,选择合适的摄影条件,在教师的指导下按照摄影操作规程对腰椎进行 X 线摄影,进行图像后处理获得符合诊断要求的影像,冲洗或打印 X 线照片,并进行读片和照片质量评价。

【实训步骤】

1. 复习总结　在复习腰椎摄影位置理论教学的基础上,对摄影位置进行认真的归纳、总结及演示之后,在带教老师指导下,学生分组互相扮演被检者进行实训。

2. 案例引入　男性患者,59 岁,1 小时前高空摔落,腰部疼痛、活动受限,下肢感觉障碍。门诊医生查体后初步诊断腰椎爆裂骨折,送影像科检查,作为影像技师如何进行摄影?

3. X 线摄影前准备　根据两个案例中患者病情,都需要摄影腰椎前后位及侧位。

(1)摄影前基本准备:了解被检者的基本情况,X 线数字摄影时作好患者基本信息录入工作。明确检查要求,与被检者或家属进行必要的交流沟通争取最佳配合,暴露被检部位(即去除可能重叠在腰椎上的物品,如腰带、拉链、衣服上的装饰物、纽扣、膏药等),做好被检者安置。

(2)影像接收器准备:屏-片系统摄影时,要在暗室内将胶片分别装入暗盒内;CR 准备 IP;DR 使用平板探测器无须准备暗盒。

(一)腰椎前后位摄影

1. 接收器设置　屏-片系统用铅字标记,探测器置于滤线栅下方的托盘上,若将腰椎的前后位、侧位投照在一张胶片上,要用铅橡皮纵向遮盖暗盒的1/2。使用 CR 摄影系统时 IP 同样置于滤线栅下方的托盘上;DR 探测器位于摄影床下方。

2. 摄影体位设计　被检者仰卧于摄影床上,身体正中矢状面垂直且重合于探测器中线;双侧髋关节及膝关节屈曲,双足踏于床面,使腰部贴近床面,以减少生理弯曲度。双上肢伸直置身旁或上举过头;接收器上缘包括第 11 胸椎、下缘包括上部骶椎、左右包括腰大肌。

3. 校对中心线　移动 X 线球管,调节摄影距离及中心线。摄影距离一般为 100cm 中心线经第 3 腰椎(相当于脐上 3cm 处)垂直射入照射野中心。

4. 调节照射野　调节遮线器或多叶准直器选择合适的照射野,能容下被检部位即可。

5. 曝光条件选择　观察电源电压指示是否在正常范围内再选择曝光条件,参考管电压为 85～90kV、管电流为 100mA、曝光时间为 0.30s,也可选用自动控制曝光。

6. 影像传输和照片打印及影像评价　进行图像后处理和标记左右,CR、DR 摄影把影像送入 PACS,冲洗或打印照片,观察 X 线照片显示的部位及照片质量评价。

（二）腰椎侧位摄影

1. 接收器设置　屏-片系统用铅字标记,探测器置于摄影床床下的托盘上,若将腰椎的前后位、侧位投照在一张胶片上,要用铅橡皮纵向遮盖暗盒的 1/2。使用 CR 摄影系统时 IP 同样置于摄影床下的托盘上;DR 探测器位于摄影床下方。

2. 摄影体位设计　被检者侧卧于摄影床上,两臂上举抱头,双侧髋关节和膝关节屈曲支撑身体;身体正中矢状面平行于床面,腰细臀宽者在腰下垫棉垫,使脊柱与床面平行;背侧第三腰椎棘突置于床中线后 5cm;接收器上缘包括第 11 胸椎,下缘包括上部骶椎。

3. 校对中心线　移动 X 线球管,调节摄影距离及中心线。摄影距离一般为 100cm,中心线经第 3 腰椎高度棘突向前 5cm 处垂直射入照射野中心。

4. 重复腰椎正位摄影中的第 4、5 步,管电压可选择在 90～100kV。

5. 影像传输和照片打印及影像评价　进行图像后处理和标记左右,CR、DR 摄影把影像送入 PACS,冲洗或打印照片,观察 X 线照片显示的部位及照片质量评价。

【实训记录】

摄影体位	焦点大小	管电压(kV)	毫安秒(mAs)	FFD(cm)	滤线栅（+/-）
腰椎前后位					
腰椎侧位					

【腰椎摄影技术实训报告】

班级:　　　　姓名:　　　　　分数:

1. 对于案例中的患者,摄影摆位注意什么,能否一人抬头一人抬腿搬运患者?

2. 腰椎前后位、侧位 X 线摄影时,中心线如何入射?

3. 认识腰椎前后位、侧位照片中的解剖名称。

4. 在腰椎前后位、侧位 X 线照片上主要观察什么内容?

5. 如何评价腰椎前后位、侧位照片的质量?

6. 如果有爆裂性骨折最好还加什么检查?

答:

实训四　骶尾骨正侧位 X 线摄影

【实训目标】

能正确、熟练地操作 X 线检查设备,选择合适的摄影条件,在教师的指导下按照摄影操作规程对骶尾骨进行 X 线摄影,进行图像后处理获得符合诊断要求的影像,冲洗或打印 X 线照片,并进行读片和照片质量评价。

【实训步骤】

1. 复习总结 在复习骶尾骨摄影位置理论教学的基础上,对摄影位置进行认真的归纳、总结及演示之后,在带教老师指导下,实训小组长协助学生分组互相扮演被检者进行实训。

2. 案例引入 男性患者,25 岁,1 小时前滑倒,腰部疼痛伴骶尾骨压痛,拒坐。门诊医生初步诊断骶尾骨骨折,送影像科检查,作为影像技师如何接诊被检者?

3. X 线摄影前准备 根据患者病情,需要摄影骶尾骨前后位及侧位。

(1)摄影前准备:了解被检者的基本情况,X 线数字摄影时作好患者基本信息录入工作。明确检查要求,与被检者或家属进行必要的交流沟通争取最佳配合,暴露被检部位(即去除可能重叠在骶尾骨上的物品,如腰带、拉链、纽扣、膏药等),做好被检者安置。

(2)影像接收器准备:屏-片系统摄影时,要在暗室内将胶片分别装入暗盒内;CR 准备 IP;DR 使用平板探测器。

(一)骶尾骨前后位摄影

1. 接收器设置 屏-片系统用铅字标记,探测器置于滤线栅下方的托盘上,若要将骶椎的前后位、侧位投照在一张胶片上,要用铅橡皮横向遮盖暗盒的1/2。使用 CR 摄影系统时 IP 同样置于滤线栅下方的托盘上;DR 探测器位于摄影床下方。

2. 摄影体位设计 被检者穿好铅围裙两臂置于身旁,双下肢伸直并拢,身体正中矢状面与接收器垂直并与接收器中线重合;胶片上缘包括第 4 腰椎,下缘平耻骨联合。

3. 校对中心线 骶尾骨摄影中心线射入方法有两种:①摄影距离一般为 100cm,中心线经两髂前上棘连线中心与耻骨联合的连线中点处垂直射入照射野中心;②疑骶骨病变时,中心线向头端倾斜15°~20°角;疑尾骨病变时,中心线向足端倾斜15°~20°角。

4. 调节照射野 调节遮线器或多叶准直器选择合适的照射野,能容下被检部位即可。

5. 曝光条件选择 观察电源电压指示是否在正常范围内再选择曝光条件,参考管电压为 75~80kV、管电流为 100mA、曝光时间为 0.30s,也可选用室自动曝光控制。

6. 影像传输和照片打印及影像评价 进行图像后处理和标记左右,CR、DR 摄影把影像送入 PACS,冲洗或打印照片,观察 X 线照片显示的部位及照片质量评价。

(二)骶尾骨侧位摄影

1. 接收器设置 屏-片系统用铅字标记,探测器置于滤线栅下方的托盘上,若与骶尾椎前后位摄在一张胶片上,要用铅橡皮横向遮盖暗盒的1/2。使用 CR 摄影系统时 IP 同样置于滤线栅下方的托盘上;DR 探测器位于摄影床下方。

2. 摄影体位设计 被检者穿好铅围裙侧卧于摄影床上,两臂上举抱头,双下肢屈曲支撑身体,使身体冠状面与床面垂直。腰细臀宽者在腰下垫棉垫,使骶尾骨正中矢状面与床面平行;骶部后缘置床中线外 4cm;接收器上缘平第 5 腰椎,下缘包括尾椎。非照射部位用防护用品加以遮盖。

3. 校对中心线 移动 X 线球管,调节摄影距离及中心线。摄影距离一般为 100cm,中心线经髂前上棘向下、向后 8~10cm 处(耻骨联合上方约 4cm 处)垂直射入照射野中心。

4. 重复骶椎正位摄影中的第 4、5 步,管电压可选择在 85~95kV。

5. 影像传输和照片打印及影像评价 进行图像后处理和标记左右,CR、DR 摄影把影像送入 PACS,冲洗或打印照片,观察 X 线照片显示的部位及照片质量评价。

【实训记录】

摄影体位	焦点大小	管电压(kV)	毫安秒(mAs)	FFD(cm)	滤线栅(+/ -)
骶尾骨前后位					
骶尾骨侧位					

【骶尾椎摄影技术实训报告】

班级: 姓名: 分数:

1. 对于案例中的患者,摄影前需要做什么准备工作?

2. 骶尾骨前后位、侧位 X 线摄影时,中心线如何入射? 当怀疑骶骨或尾骨病变时,骶尾骨前后位中心线如何分别入射? 为什么?

3. 认识骶尾骨前后位、侧位照片中的解剖名称。

4. 在骶尾骨前后位、侧位 X 线照片上主要观察什么内容?

5. 如何评价骶尾骨前后位、侧位照片的质量?

答:

练习题

一、名词解释

1. 寰枢关节

2. 隆椎

3. 颈椎侧位

4. 腰椎前后位

二、填空题

1. 脊柱中第3、4、5腰椎体表定位点分别相当于( )( )( )。

2. 腰椎前后位摄影时,可通过( )调整生理曲度。

3. 腰椎前后位摄影时,中心线应对准( )垂直接收器射入。

4. 胸椎前后位摄影时,中心线应对准( )垂直接收器射入。

5. 颈椎前后位摄影时,中心线应对准( )垂直接收器射入。

三、单选题

1. 与脐同一平面的椎体是( )

A. 第 1 腰椎   B. 第 2 腰椎   C. 第 3 腰椎

D. 第 4 腰椎   E. 第 5 腰椎

2. 关于腰椎前后位摄影,错误的是( )

A. 取仰卧位   B. 屈髋膝足踏台面   C. 中心线对脐下 3cm

D. 使用滤线器   E. 接收器下缘包括第 1 骶椎

3. 颈椎前后位摄影的标准影像应清晰显示( )

A. 第 1 ~7 颈椎正位像   B. 第 2 ~7 颈椎正位像   C. 第 3 ~7 颈椎正位像

D. 第 4 ~7 颈椎正位像   E. 第 5 ~7 颈椎正位像

4. 腰椎正位摄影,中心线入射点应是(　　　)

A. 胸骨剑突的末端

B. 剑突与脐连线中点

C. 脐上方 3cm

D. 脐下方 3cm

E. 耻骨联合的上缘

5. 腰椎常规摄影检查的首选组合是(　　　)

A. 正位及斜位

B. 正位及侧位

C. 侧位及斜位

D. 双侧斜位

E. 双侧侧位

6. 患者疑寰枢关节脱位,最佳体位是(　　　)

A. 颈椎正位

B. 颈椎侧位

C. 颈椎斜位

D. 1、2 颈椎张口位

E. 颅底切线位

7. 观察寰枕关节、寰枢关节正位,错误的说法是(　　　)

A. 可选择第 1、2 颈椎张口位

B. 曝光时口腔尽量张大并发"啊"声

C. 上、下切牙连线对接收器中心

D. 中心线对准第 1 颈椎垂直接收器射入

E. 上颌切牙咬合面与乳突尖连线垂直于床面

8. 颈椎右后斜位主要显示的部位中,错误的是(　　　)

A. 显示左侧椎间孔

B. 显示右侧椎间孔

C. 近照片侧椎弓根显示清晰

D. 可显示小关节

E. 可显示椎体

9. 能够显示颈椎间孔的摄影体位是(　　　)

A. 正位片

B. 侧位片

C. 斜位片

D. 过伸位

E. 过屈位

10. 怀疑寰枢关节半脱位患者应摄取(　　　)

A. 张口位

B. 过屈位

C. 过伸位

D. 侧位

E. 斜位

11. 椎板崩裂,X 线摄片显示清晰的是(　　　)

A. 正位片

B. 侧位片

C. 斜位片

D. 过伸侧位

E. 过屈侧位

12. 关于腰椎侧位照片显示的叙述,错误的是(　　　)

A. 全部腰椎呈侧位显示在片内

B. 椎间孔投影于照片正中

C. 腰大肌影像清晰

D. 椎体后缘无双边现象

E. 椎间隙显示清晰

13. 腰椎正位中心线经以下某个部位垂直射入接收器中心,该部位是(　　　)

A. 脐孔

B. 脐孔上 3cm

C. 脐孔下 3cm

D. 髂嵴

E. 以上都不是

四、多选题

1. 颈椎侧位摄影时,描述正确的是(　　　)

A. 颈椎正中矢状面与接收器平行

B. 头后仰、听鼻线与地面平行

C. 颈椎冠状面与接收器垂直

D. 中心线经甲状软骨水平面,颈部前后连线中点垂直接收器射入

E. 听口线与接收器垂直

2. 颈椎右后斜位可以显示的部位是(　　)

A. 显示左侧椎间孔

B. 显示右侧椎间孔

C. 近照片侧椎弓根显示清晰

D. 可显示小关节

E. 可显示椎体

3. 下列组合,中心线选用错误的是(　　)

A. 骶椎——向头侧倾斜 15°~20°

B. 尾椎——向足侧倾斜 15°~20°

C. 骶椎——向足侧倾斜 5°~15°

D. 腰骶关节——向头侧倾斜 15°~20°

E. 骶髂关节——向头侧倾斜 5°~10°

五、简答题

1. 简述骨盆摄影注意事项。

2. 如何摄取骨盆前后位?

3. 简述脊椎摄影注意事项。

4. 如何投照颈椎前后位?

5. 如何摄取颈椎侧位?

6. 如何摄取颈椎右后斜位?

7. 如何摄取胸椎前后位?

8. 如何摄取胸椎侧位?

9. 如何摄取腰椎前后位?

10. 如何投照腰椎侧位?

六、问答题

1. 试述颈椎正位的摄影技术。

2. 试述颈椎侧位的摄影技术。

3. 试述腰椎正位的摄影技术。

4. 试述腰椎侧位的摄影技术。

5. 试述骶尾骨正位的摄影技术。

6. 试述骶尾椎侧位的摄影技术。

（樊先茂　黄光辉）

子项目四　胸部 X 线摄影

实训一　胸部正侧位 X 线摄影

【实训目标】

能正确、熟练地操作 X 线检查设备,选择合适的摄影条件,在教师的指导下按照摄影操

作规程要求对胸部进行 X 线摄影,掌握胸部和心脏常用 X 线摄影技术。明确肺部疾病哪一侧有病灶摄哪边侧位,而心脏侧位一定要摄左侧位。进行图像后处理获得符合诊断要求的影像,冲洗或打印 X 线照片,并进行读片和照片质量评价。

【实训步骤】

1. 复习总结 在复习胸部摄影位置理论教学的基础上,对摄影位置进行认真的归纳、总结及演示之后,在带教老师指导下,学生分组互相扮演被检者进行实训。

2. 案例引入 男性患者,40 岁,咳嗽、咳痰、低热、盗汗一月余,近日咳痰伴咯血。门诊医生初步诊断肺结核,送影像科检查,作为影像技师如何进行 X 线摄影检查?

3. X 线摄影前准备 依据患者的病情,需要摄影胸部后前位和侧位。

(1)摄影前基本准备:了解被检者的基本情况,X 线数字摄影时做好患者基本信息录入工作。与被检者进行必要的交流沟通争取最佳配合,暴露被检部位(去除可能重叠在肺野内的物品,如成束发辫、项链、胸饰、文胸、拉链、纽扣等,必要时更衣),做好被检者安置。

(2)影像接收器准备:屏-片系统摄影时,要在暗室内将胶片分别装入暗盒内;CR 准备 IP;DR 使用平板探测器。

(一)胸部后前位摄影

1. 接收器设置 将标记好的铅字反贴于接收器边缘,并将其置于滤线栅下的托盘上。使用 CR 摄影系统时 IP 同样置于滤线栅下方的托盘上;DR 探测器位于摄影床下方。

2. 摄影体位设计 被检者穿好铅围裙站立于摄影架前,双足稍分开与肩同宽;前胸壁紧贴摄影架,身体正中矢状面与摄影架垂直并与其中线重合;头稍后仰、前伸,下颌置于立位摄影架颌托上;两手向内翻转180°,手背置于臀部,双侧肘部尽量内旋向前,双肩下垂,与锁骨成水平位,使双肩胛骨不致与肺野重叠;接收器上缘超出双肩峰约3cm,两侧含胸侧壁,下至第十二胸椎。不能站立者摄影胸部前后坐位或胸部仰卧前后位。非照射部位用防护用品加以遮盖。

3. 校对中心线 移动 X 线球管,调节摄影距离及中心线。摄影距离一般为 150 ~ 180cm,中心线经第 6 胸椎水平垂直射入照射野中心,如果观察膈上肋骨骨折摄胸部前后位经第 5 胸椎水平向足端倾斜5° ~ 10°角射入照射野中心,深吸气后屏气曝光,如果观察膈下肋骨骨折摄胸部前后位经剑突和脐连线的中点向头端倾斜5° ~ 10°角射入照射野中心,深吸气后深呼气屏气曝光。

4. 调节照射野 调节遮线器或多叶准直器选择合适的照射野,能容下被检部位即可。

5. 曝光条件选择 观察电源电压指示是否在正常范围内再选择曝光条件,参考管电压为 120 ~ 125kV、管电流为 100mA、曝光时间为 0. 02 ~ 0. 04s,也可选用自动控制曝光。

6. 影像传输和照片打印及影像评价 进行图像后处理和标记左右,CR、DR 摄影把影像送入 PACS,冲洗或打印照片,观察 X 线照片显示的部位及照片质量评价。

(二)胸部侧位摄影

1. 接收器设置 将标记好的铅字正贴于接收器边缘,并将其置于滤线栅下的托盘上。使用 CR 摄影系统时 IP 同样置于滤线栅下方的托盘上;DR 探测器位于摄影床下方。

2. 摄影体位设计 被检者穿好铅围裙侧立摄影架前,被检侧贴近摄影架,双足分开与肩同宽,身体矢状面与摄影架平行,身体长轴中线对准照射野中线;两臂上举屈肘交叉抱头或抓住固定架,使两肩尽量不与肺部重叠;照射野上缘平第 6 颈椎,下缘平第 12 胸椎,前胸壁及后背部与暗盒边缘等距。非照射部位用防护用品加以遮盖。

3. 校对中心线 移动 X 线球管,调节摄影距离及中心线。摄影距离一般为 150 ~

180cm,中心线对准腋中线第 6 胸椎水平垂直射入照射野中心,深吸气后屏气曝光。

4. 重复胸部后前位摄影中的第 4、5 步。

5. 影像传输和照片打印及影像评价 进行图像后处理和标记左右,CR、DR 摄影把影像送入 PACS,冲洗或打印胶片,观察 X 线照片显示的部位及照片质量评价。

【实训记录】

摄影体位	焦点大小	管电压(kV)	毫安秒(mAs)	FFD(cm)	滤线栅(+ / −)
胸部前后位					
胸部侧位					

【胸部摄影技术实训报告】

班级: 姓名: 分数:

1. 胸部后前位、侧位 X 线摄影时,中心线如何入射?

2. 肺部疾病和心脏疾病侧位摄影体位设计有什么不同? 为什么?

3. 案例中的患者摄影胸部时,为什么要深吸气后屏气曝光?

4. 认识胸部后前位、侧位照片中的解剖名称。

5. 如何评价胸部后前位、侧位照片的质量?

6. 对于以下患者进行胸部摄影时,分别摄影什么位置? ①不能下地站立的患者;②难以移动的危重患者;③病重不能起床而疑有胸腔积液的患者;④肺尖有病变的患者。

答:

实训二 心脏、大血管正侧斜位 X 线摄影

【实训目标】

能正确、熟练地操作 X 线检查设备,选择合适的摄影条件,在教师的指导下按照摄影操作规程对心脏、大血管进行 X 线摄影,进行图像后处理获得符合诊断要求的影像,冲洗或打印 X 线照片,并进行读片和照片质量评价。熟悉心脏、大血管 X 摄影的临床应用及注意事项。

【实训步骤】

1. 复习总结 在复习心脏、大血管摄影位置理论教学的基础上,对摄影位置进行认真的归纳、总结及演示之后,在带教老师指导下,实训小组长协助学生分组互相扮演被检者进行实训。

2. 案例引入 女性患者,36 岁,食欲不振及活动后心悸、气促、呼吸困难一年余,近日加重伴咳嗽、咯血、双下肢浮肿、腹胀,两颧及口唇呈紫红色,即"二尖瓣面容"。门诊医生初步诊断风湿性心脏病,送影像科检查,作为影像技师应如何进行 X 线摄影检查?

3. X 线摄影前准备 依据患者的病情,需要摄影心脏后前位、心脏左侧位、心脏右前斜位和心脏左前斜位。

(1)摄影前基本准备:了解被检者的基本情况,X 线数字摄影时作好患者基本信息录入工作。明确检查要求,与被检者或家属进行必要的交流沟通争取最佳配合,暴露被检部位(去除可能重叠在肺野内的物品,如成束发辫、项链、胸饰、文胸、拉链、纽扣等,必要时更衣),准备浓度为 160% ~ 200% 的钡剂 100ml,心脏侧位和斜位摄影时服用。做好被检者的安置。

（2）影像接收器准备:影像接收器屏-片系统摄影时,要在暗室内将胶片分别装入暗盒内;CR 准备 IP;DR 使用平板探测器无须准备暗盒。

（一）心脏后前位摄影

1. 接收器设置　将标记好的铅字正贴于接收器边缘,并将其置于滤线栅下的托盘上。使用 CR 摄影系统时 IP 同样置于滤线栅下方的托盘上;DR 探测器位于摄影床下方。

2. 摄影体位设计　被检者穿好铅围裙站立于摄影架前,双足分开与肩同宽;前胸壁紧贴摄影架,身体正中矢状面与摄影架垂直并与其中线重合;头稍后仰、前伸,下颌置于立位摄影架颌托上;两手向内翻转 180°,手背放在髋部,双侧肘部尽量内旋向前,双肩下垂,使锁骨成水平位,使双肩胛骨不致与肺野重叠;照射野上缘超出双肩峰约 3cm,两侧含胸壁,下至第十二胸椎。非照射部位用防护用品加以遮盖。

3. 校对中心线　移动 X 线球管,调节摄影距离及中心线。摄影距离一般为 180 ~ 200cm,中心线经第 7 胸椎水平垂直射入照射野中心,平静呼吸屏气曝光。

4. 调节照射野　调节遮线器或多叶准直器选择合适的照射野,能容下被检部位即可或稍小于被检部位。

5. 曝光条件选择　观察电源电压指示是否在正常范围内再选择曝光条件,高千伏摄影,参考管电压为 120 ~125kV、管电流为 100mA、曝光时间为 0.02 ~0.04s,也可选用自动控制曝光。

6. 复核摄影位置和曝光条件　观察监视控制台曝光指示灯和被检者体位无误后,口含钡剂 30 ~50ml,嘱患者吞钡后平静呼吸下屏气,待钡剂到达食管中下段时曝光。

7. 影像传输和照片打印及影像评价　进行图像后处理和标记左右,CR、DR 摄影把影像送入 PACS,冲洗或打印照片,观察 X 线照片显示的部位及照片质量评价。

（二）心脏左侧位摄影

1. 接收器设置　将标记好的铅字正贴于接收器边缘,并将其置于摄影床下的滤线栅托盘上。使用 CR 摄影系统时 IP 同样置于滤线栅下方的托盘上;DR 探测器位于摄影床下方。

2. 摄影体位设计　被检者穿好铅围裙侧立摄影架前,左侧贴近摄影架,双足分开与肩同宽,身体矢状面与摄影架平行,身体长轴中线对准照射野中线;两臂上举屈肘交叉抱头或抓住固定架,使两肩尽量不与肺部重叠;照射野上缘平第 7 颈椎,下缘平 12 胸椎,前胸壁及后背部与暗盒边缘等距。非照射部位用防护用品加以遮盖。

3. 校对中心线　移动 X 线球管,调节摄影距离及中心线。摄影距离一般为 180 ~200cm,中心线对准腋中线第 7 胸椎水平交点处(第 6 胸椎处侧胸壁中点)垂直射入照射野中心。

4. 重复心脏后前位摄影中的第 4、5、6 步。

5. 影像传输和照片打印及影像评价　进行图像后处理和标记左,CR、DR 摄影把影像送入 PACS,冲洗或打印照片,观察 X 线照片显示的部位及照片质量评价。

（三）心脏右前斜位摄影

1. 接收器设置　将标记好的铅字正贴于接收器边缘,并将其置于摄影床下的滤线栅托盘上。使用 CR 摄影系统时 IP 同样置于滤线栅下方的托盘上;DR 探测器位于摄影床下方。

2. 摄影体位设计　被检者穿好铅围裙面向并站立于摄影架前,右前胸壁紧贴摄影架,使身体冠状面与摄影架面板呈 45° ~ 55°角;左臂上举,屈肘抱头,右手背放在髋部,右臂内旋;接收器上缘超出锁骨 6cm,下缘达第 12 胸椎,左右缘包括左前及右后胸壁。非照射部位用防护用品加以遮盖。

3. 校对中心线　移动 X 线球管,调节摄影距离及中心线。摄影距离一般为 180 ~ 200cm,中心线经第 7 胸椎水平与左侧腋后线交界处垂直射入照射野中心。

4. 重复心脏后前位摄影中的第 4、5、6 步。

5. 影像传输和照片打印及影像评价　进行图像后处理和标记右,CR、DR 摄影把影像送入 PACS,冲洗或打印照片,观察 X 线照片显示的部位及照片质量评价。

（四）心脏左前斜位摄影

1. 接收器设置　将标记好的铅字正贴于接收器边缘,并将其置于滤线栅下的托盘上。使用 CR 摄影系统时 IP 同样置于滤线栅下方的托盘上;DR 探测器位于摄影床下方。

2. 摄影体位设计　被检者穿好铅围裙站面向并站立于摄影架前,左前胸壁紧贴暗盒,使身体冠状面与暗盒呈 60° ~ 65°角;右臂上举,屈肘抱头,左手背放在臀部,左臂内旋;暗盒上缘超出锁骨 6cm,下缘达第 12 胸椎,两侧缘包括右前及左后胸壁。非照射部位用防护用品加以遮盖。

3. 校对中心线　移动 X 线球管,调节摄影距离及中心线。摄影距离一般为 180 ~ 200cm,中心线经第 7 胸椎高度与斜位胸廓水平连线的中点,垂直射入照射野中心。

4. 重复心脏后前位摄影中的第 4、5、6 步。

5. 影像传输和照片打印及影像评价　进行图像后处理和标记左,CR、DR 摄影把影像送入 PACS,冲洗或打印照片,观察 X 线照片显示的部位及照片质量评价。

【实训记录】

摄影体位	焦点大小	管电压(kV)	毫安秒(mAs)	FFD(cm)	滤线栅(+ / -)
心脏后前位					
心脏左侧位					
心脏右前斜位					
心脏左前斜位					

【心脏、大血管摄影技术实训报告】

班级:　　　　　　姓名:　　　　　　分数:

1. 案例中患者摄影侧位及左、右前斜位 X 线摄影时,为什么要吞钡后曝光?

2. 摄影心脏后前位、侧位、右前斜位及左前斜位 X 线摄影时,中心线如何入射?

3. 案例中的患者摄影心脏时,为什么要平静呼吸下屏气曝光?

4. 认识心脏右前斜位、左前斜位照片中的解剖名称。

5. 对于案例中的患者,在心脏后前位、侧位、右前斜位及左前斜位照片上主要观察什么内容?

6. 如何评价心脏后前位、侧位、右前斜位及左前斜位照片的质量?

答:

练习题

一、名词解释

1. 心脏右前斜位

2. 心脏左前斜位

3. 胸部后前位

二、填空题

1. 锁骨病变摄影时,应当选择( )( )等位置。

2. 胸部摄影常规取( ),外伤及病情严重的患者,可根据情况选择( )( )等。

3. 肺部摄影时,呼吸情况应当选择( )像,心脏选择( )像。

4. 肺部及心脏摄影时,中心线应当分别对准( )与( )垂直射入暗盒。

5. 肺部及心脏正位摄影时,焦-片距应当分别为( )与( )。

6. 胸骨正位摄影时,呼吸情况应当选择( )像。

7. 肺部及心脏摄影时,呼吸情况应当分别选择( )( )像。

8. 胸部前后方向前弓位与后前方向前弓位,主要观察部位分别是( )。

9. 循环系统常用摄影位置有( )( )( )及( )。

三、单选题

1. 心脏摄影检查的首选位置是( )

A. 后前位和侧位　　　　　　B. 前后位　　　　　　C. 侧位

D. 右前斜位　　　　　　　　E. 左前斜位

2. 常规肺部摄影正确的呼吸方式是( )

A. 平静呼吸　　　　　　　　B. 平静呼吸屏气　　　C. 深吸气后屏气

D. 深呼气后屏气　　　　　　E. 缓慢连续呼吸

3. 胸部摄影的常规适应距离选择应为( )

A. 45～50cm　　　　　　　　B. 75～90cm　　　　　C. 100～120cm

D. 180～200cm　　　　　　　E. 240～260cm

4. 心脏摄影时常规采用的呼吸方式是( )

A. 深呼吸状态　　　　　　　B. 深呼气屏气　　　　C. 深吸气屏气

D. 平静呼吸屏气　　　　　　E. 连续缓慢呼吸

5. 胸骨体表标志自上而下排列为( )

A. 胸骨角-胸骨柄-颈静脉切迹-剑突

B. 胸骨柄-胸骨角-颈静脉切迹-剑突

C. 颈静脉切迹-胸骨柄-胸骨角-胸骨体-剑突

D. 颈静脉切迹-胸骨角-胸骨柄-剑突

E. 颈静脉切迹-胸骨柄-剑突-胸骨角

6. 胸部病变检查的常规体位是( )

A. 立位后前位及侧位　　　　　　　　B. 俯卧后前位及侧位

C. 侧卧后前位及侧位　　　　　　　　D. 仰卧前后位及侧位

E. 半坐后前位及侧位

7. 显示肺尖部病变的最佳体位是( )

A. 前后位　　　　　　　　　B. 后前位　　　　　　C. 前凸位

D. 左侧位　　　　　　　　　E. 右侧位

8. 不属于心脏大血管常规标准体位的是( )

A. 立位后前位　　　　　　　B. 左侧位　　　　　　C. 右侧位

D. 右前斜位　　　　　　　　E. 左前斜位

9. 心脏右前斜位检查,冠状面应与接收器约呈(　　)

A. 10°～15°角　　　　　　　B. 20°～25°角　　　　　　C. 30°～35°角

D. 45°～55°角　　　　　　　E. 65°～70°角

10. 显示肺尖病变,比较合适的位置是(　　)

A. 胸部前后位　　　　　　　　　　　B. 胸部后前位

C. 胸部前弓位(前后方向)　　　　　　D. 胸部前弓位(后前方向)

E. 胸部侧位

11. 胸部后前位摄影,错误的是(　　)

A. 被检者前胸紧贴接收器立于摄影架前

B. 接收器上缘超出两肩峰 3cm

C. 两手背放在髋部,双侧肘部内旋

D. 中心线经第 6 胸椎高度垂直接收器射入

E. 焦-片距为 180cm,深呼气后屏气曝光

12. 胸部后前位 X 线摄影方法是(　　)

A. 患者取立位,X 线自背部向腹侧射入

B. 患者取卧位,X 线自背部向腹侧射入

C. 患者取立位,X 线自腹侧向背部射入

D. 患者取卧位,X 线自腹侧向背部射入

E. 患者取立位,X 线自背部向腹侧射入或 X 线自腹侧向背部射入

13. 胸部摄影 X 线自左前经右后到达接收器的体位为(　　)

A. 右前斜位　　　　　B. 左前斜位　　　　　C. 左后斜位

D. 右后斜位　　　　　E. 右侧位

14. 胸部高千伏摄影(　　)

A. 应用电压不低于 120kV

B. 应用电压不低于 140kV

C. X 线穿透力无改变,但可减少胸壁软组织、肋骨对肺的干扰

D. X 线穿透力弱,可减少胸壁软组织、肋骨对肺的干扰

E. X 线穿透力强,可减少胸壁软组织、肋骨对肺的干扰

15. 心脏右前斜位 X 线摄影时身体的冠状面与接收器夹角的度数为(　　)

A. 30　　　　　　　　B. 50　　　　　　　　C. 60

D. 70　　　　　　　　E. 80

16. 在风湿性心脏病、二尖瓣狭窄的患者观察左房的最佳位置是(　　)

A. 心脏左前斜位(吞钡)　　　　　　B. 心脏右前斜位(吞钡)

C. 心脏后前位　　　　　　　　　　　D. 心脏左侧位

E. 心脏右侧位

17. 立位 X 线检查左心房大小的最佳体位是(　　)

A. 右侧位　　　　　B. 左侧位　　　　　C. 后前位

D. 右前斜位　　　　E. 左前斜位

18. 关于心脏 X 线摄片,错误的是(　　)

A. 摄影以大 mAs 为原则

B. 后前位焦- 片距 2m

C. 左前斜位为左胸靠片,右胸右后转 60°～70°

D. 右前斜位为右胸靠片,左胸左后转 45°～55°

E. 电压应高于肺部照片 5kV

四、多选题

1. 下列选项中,摄影位置焦- 片距选择在 150～180cm 的是(　　　　)

A. 胸部后前位　　　　　　B. 胸部侧位　　　　　　C. 心脏血管后前位

D. 胸部右前斜位　　　　　E. 胸部左前斜位

2. 关于锁骨下上斜位摄影时正确的是(　　　　)

A. 患者仰卧摄影床上　　　　　　　　B. 接收器横立于被检侧肩部上方

C. 锁骨中点置于照射野中心　　　　　D. 中心线向头侧倾斜与水平面呈 45°角

E. 平静呼吸中屏气曝光

3. 可用于心脏大血管检查的摄影位置是(　　　　)

A. 胸部前弓位　　　　　　B. 胸部左侧位　　　　　　C. 心脏血管后前位

D. 胸部右前斜位　　　　　E. 胸部左前斜位

4. 胸部 X 线摄影照片必备的条件有(　　　　)

A. 摄影距离 180～200cm　　B. 管电压为 120～125kV　　C. 曝光时间 0.08s

D. 使用滤线栅　　　　　　　E. 以上都不对

五、简答题

1. 如何设计胸部后前位?

2. 如何设计胸部侧位?

3. 胸部前弓位(前后方向)如何设计? 说出其主要显示部位?

4. 如何设计心脏大血管胸部右前斜位?

5. 如何设计心脏大血管胸部左前斜位?

六、问答题

1. 试述肺后前位的摄影技术(体位和中心线、呼吸方式)。

2. 试述胸部摄影注意事项。

3. 简述心脏、大血管右前斜与左前斜摄影体位有何不同。

(张　多　胡劲松)

子项目五　腹部和骨盆 X 线摄影

实训一　腹部正位 X 线摄影

【实训目标】

能正确、熟练地操作 X 线检查设备,选择合适的摄影条件,在教师的指导下按照摄影操作规程,对腹部进行 X 线摄影,进行图像后处理获得符合诊断要求的影像,冲洗或打印 X 线照片,并进行读片和照片质量评价。熟悉腹部 X 摄影的临床应用及注意事项。

【实训步骤】

1. 复习总结 在复习腹部摄影位置理论教学的基础上,对摄影位置进行认真的归纳、总结及演示之后,在带教老师指导下,实训小组长协助学生分组互相扮演被检者进行实训。

2. 案例引入

案例 1 男性患者,25 岁,2 小时前运动后突发左侧腰背部剧烈疼痛,向腹股沟放射、恶心呕吐、面色苍白伴血尿。门诊医生初步诊断肾结石,送影像科检查,作为影像技师如何进行摄影检查?

案例 2 男性患者,45 岁,有十二指肠溃疡史 3 年,1 小时前腹部剑突下突发刀割样疼痛,腹肌紧张。门诊医生初步诊断十二指肠穿孔,送影像科检查,作为影像技师如何进行摄影检查?

3. X 线摄影前准备 案例 1 摄影依据患者的病情,需要摄影腹部仰卧前后位。例 2 患者应采用站立位摄影。

(1)摄影前基本准备:了解被检者的基本情况,X 线数字摄影时作好患者基本信息录入工作。明确检查要求,与被检者或家属进行必要的交流沟通争取最佳配合,暴露被检部位(去除可能重叠在腹部的物品,如衣服拉链、纽扣、腰带等,必要时更衣),对于怀疑泌尿系统结石的患者要服泻药和清洁肠道准备,做好被检者安置。

(2)影像接收器准备:屏-片系统摄影时,要在暗室内将胶片分别装入暗盒内;CR 的 IP 置于滤线栅下;DR 使用平板探测器无须准备暗盒。

(一)腹部仰卧前后位摄影

1. 接收器设置 将标记好的铅字正贴于接收器边缘,并将其置于滤线栅下的托盘上。使用 CR 摄影系统时 IP 同样置于滤线栅下方的托盘上;DR 探测器位于摄影床下方。

2. 摄影体位设计 被检者仰卧于摄影床上,身体正中矢状面与床面垂直并与床中心重合;两臂上举或放于身旁,双下肢伸直;接收器上缘包括剑突、下至耻骨联合下 2cm。注意非照射部位的防护。

3. 校对中心线 移动 X 线球管,调节摄影距离及中心线。摄影距离一般为100cm,中心线经剑突至耻骨联合上缘连线的中点垂直射入照射野中心。

4. 调节照射野 调节遮线器或多叶准直器选择合适的照射野,能容下被检部位即可。

5. 曝光条件选择 观察电源电压指示是否在正常范围内再选择曝光条件,参考管电压为 75 ~ 85kV、管电流为 200mA、曝光时间为 0.2s,也可选用自动控制曝光。深呼气后屏气曝光。

6. 影像传输和照片打印及影像评价 进行图像后处理和标记左右,CR、DR 摄影把影像送入 PACS,冲洗或打印照片,观察 X 线照片显示的部位及照片质量评价。

(二)腹部站立前后位摄影

1. 接收器设置 将标记好的铅字正贴于接收器边缘,并将其置于滤线栅下的托盘上。使用 CR 摄影系统时 IP 同样置于滤线栅下方的托盘上;DR 探测器位于摄影床下方。

2. 摄影体位设计 被检者站立于摄影架前,背部仅贴摄影架;两臂自然下垂,手掌向前置于身旁;接收器上缘包括两侧隔面(第 4 前肋),接收器下包缘髂前上棘。调节照射野和注意非照射部位的防护。

3. 校对中心线 移动 X 线球管,调节摄影距离及中心线。摄影距离一般为100cm,中心线经脐至剑突连线中点垂直射入。

4. 重复腹部仰卧前后位摄影的第 4、5 步。

5. 影像传输和照片打印及影像评价 进行图像后处理和标记左右,CR、DR 摄影把影像送入 PACS,冲洗或打印照片,观察 X 线照片显示的部位及照片质量评价。

【实训记录】

摄影体位	焦点大小	管电压(kV)	毫安秒(mAs)	FFD(cm)	滤线栅(+ / -)
腹部仰卧前后位					
腹部站立前后位					

【腹部摄影技术实训报告】

班级: 姓名: 分数:

1. 案例 1 与案例 2 同为急腹症患者,为什么采用不同的摄影位置?

2. 两个案例中患者在检查前,需要做什么准备工作?

3. 腹部仰卧前后位和腹部站立前后位 X 线摄影时,中心线如何入射?

4. 腹部摄影时,为什么要深呼气后屏气曝光?

5. 认识腹部仰卧前后位及腹部站立前后位照片中的解剖名称。

6. 对于案例中的患者,在腹部仰卧前后位及腹部站立前后位照片上主要观察什么内容?

7. 如何评价腹部仰卧前后位及腹部站立前后位照片的质量?

答:

实训二 骨盆正位 X 线摄影

【实训目标】

能正确、熟练地操作 X 线检查设备,选择合适的摄影条件,在教师的指导下按照摄影操作规程对骨盆进行 X 线摄影,进行图像后处理获得符合诊断要求的影像,冲洗或打印 X 线照片,并进行读片和照片质量评价。

【实训步骤】

1. 复习总结 在复习骨盆摄影位置理论知识的基础上,对摄影位置进行认真的归纳、总结及演示之后,在带教老师指导下,实训小组长协助学生分组互相扮演被检者进行实训。

2. 案例引入 女性患者,55 岁,高处坠落,臀部疼痛,翻身及下肢活动困难,髋关节活动受限,骨盆挤压、分离试验阳性。门诊医生初步诊断骨盆骨折,送影像科检查,作为影像技师如何进行摄影检查?

3. X 线摄影前准备 根据患者病情,需要摄影骨盆前后位。

(1)摄影前准备:了解被检者的基本情况,X 线数字摄影时作好患者基本信息录入工作。与被检者进行必要的交流沟通争取最佳配合,暴露被检部位(去除可能重叠在骨盆的物品,如腰带、拉链、纽扣、膏药等),做好被检者的安置。

(2)影像接收器准备:屏-片系统摄影时,要在暗室内将胶片分别装入暗盒内;CR 准备

IP;DR 使用平板探测器。

骨盆前后位摄影

1. 接收器设置　将标记好的铅字正贴于接收器边缘,并将其置于摄影床下的滤线栅托盘上。使用 CR 摄影系统时 IP 同样置于滤线栅下方的托盘上;DR 探测器位于摄影床下方。

2. 摄影体位设计　被检者身体正中矢状面垂直床面并对准照射野中线;两下肢伸直,并稍内旋,足尖向上;接收器上缘超出髂骨嵴上约 3cm;下缘达耻骨联合下 3cm;骨盆畸形者需用棉垫垫于髋部,使两侧髂前上棘连线与摄影床面平行。注意非照射部位的防护。

3. 校对中心线　移动 X 线球管,调节摄影距离及中心线。摄影距离一般为 100cm,中心线经两髂前上棘连线中心与耻骨联合的连线中点处垂直射入照射野中心。

4. 调节照射野　调节遮线器或多叶准直器选择合适的照射野,能容下被检部位即可。

5. 曝光条件选择　观察电源电压指示是否在正常范围内再选择曝光条件,参考管电压为 75~85kV、管电流为 100mA、曝光时间为 0.3s,也可选自动控制曝光。

6. 影像传输和照片打印及影像评价　进行图像后处理和标记左右,CR、DR 摄影把影像送入 PACS,冲洗或打印照片,观察 X 线照片显示的部位及照片质量评价。

【实训记录】

摄影体位	焦点大小	管电压(kV)	毫安秒(mAs)	FFD(cm)	滤线栅(+/-)
骨盆前后位					

【骨盆摄影技术实训报告】

班级:　　　　　　姓名:　　　　　　分数:

1. 对于案例中的患者在摄影摆位时需要注意什么?

2. 认识骨盆前后位的解剖名称。

3. 还有哪些疾病检查时需要进行骨盆的 X 线摄影?

答:

练习题

一、名词解释

1. 立位腹部平片

2. 仰卧腹部平片

二、填空题

1. 可疑肠梗阻、穿孔、出血时,应当尽量选择的摄影位置是(　　　)。

2. 腹部仰卧前后位摄影时,要求暗盒上缘平(　　　),下缘包括(　　　);中心线对准(　　　)垂直射入暗盒。

3. 观察胆囊有无结石,可以摄取(　　　)。

三、单选题

1. 新生儿患先天性肛门闭锁,检查应选用的摄影体位是(　　　)

A. 腹部仰卧正、侧位　　　B. 腹部侧卧正、侧位　　　C. 腹部站立正、侧位

D. 腹部俯卧正、侧位　　　E. 腹部倒立正、侧位

2. 拟观察某肠梗阻患者腹部积气和积液情况,最好选用(　　)

A. 站立前后位　　　　　　　B. 仰卧前后位　　　　　　　C. 俯卧后前位

D. 侧卧侧位　　　　　　　　E. 前后斜位

3. 腹部摄影时,应当适用的呼吸方式是(　　)

A. 平静呼吸不屏气　　　　　B. 平静呼吸下屏气　　　　　C. 深吸气后屏气

D. 深呼气后屏气　　　　　　E. 均匀连续浅呼吸

4. 胆区右后斜位体位设计时,左侧抬高,身体冠状面与床面的角度是(　　)

A. 10°角　　　　　　　　　　B. 20°角　　　　　　　　　　C. 30°角

D. 40°角　　　　　　　　　　E. 50°角

5. 双肾区前后位摄影时,正确的中心线射入点是(　　)

A. 剑突　　　　　　　　　　B. 脐上 3cm　　　　　　　　C. 剑突与脐连线中点

D. 剑突下 3cm　　　　　　　E. 脐

6. 下列疾患,不能由腹部平片诊断的是(　　)

A. 胆囊阳性结石　　　　　　B. 肠梗阻　　　　　　　　　C. 急性胰腺炎

D. 消化道穿孔　　　　　　　E. 小儿先天性肛门闭锁

四、简答题

1. 简述腹部摄影注意事项。

2. 如何设计腹部前后位?

五、问答题

试述腹部前后位的摄影技术(体位和中心线、呼吸方式)。

(姚建新　胡劲松)

子项目六　软 X 线摄影

实训　乳腺 X 线摄影

【学习指导】

1. **学习方法**　带教老师分批次在授课的班上选取和培训四名左右实训组长,然后把一个班分成四个学习小组进行实训,由实训组长分批次协助学生完成乳腺部 X 线摄影实训,带教老师分批次重点指导。

2. **难点内容**　因乳腺检查要暴露患者隐私部位,还要用手摸乳腺包块,而且压迫器在压迫乳腺时会造成疼痛,要取得患者配合,注意技巧,获较好地摄影体位,顺利地完成 X 线检查。

3. **重点内容**　乳腺 X 线摄影分为轴位和侧斜位,设计正确的摄影体位和使乳腺压到一定厚度是关键,找出最佳摄影条件,获得优质 X 线影像。

4. **临床实训要领**　要求学生在临床时实训举止大方、行为成熟,说话和气,关爱患者,不能歧视患者,养成良好的工作习惯,取得患者信任,在临床工作顺利地完成 X 线检查工作。乳腺摄影用于乳腺癌和乳腺增生检查,对乳腺癌的明确诊断有优势;乳腺 X 线摄影对男生实训有一定困难。

【实训目标】

在熟悉乳腺摄影原理的基础上,能正确、熟练地操作 X 线检查设备,选择合适的摄影条件,在教师的指导下按照摄影操作规程对乳腺进行 X 线摄影,进行图像后处理获得符合诊断要求的影像,冲洗或打印 X 线照片,并进行读片和照片质量评价。熟悉乳腺 X 摄影的临床应用及注意事项。

【实训步骤】

1. 复习总结　在复习乳腺摄影位置理论教学的基础上,对摄影位置进行认真的归纳、总结及演示之后,在带教老师指导下,由实训小组长协助学生分组进行实训。

2. 案例引入　女性患者,45 岁,左侧乳房胀痛半年余,疼痛常于月经前数天出现或加重,并向同侧腋窝或肩背部放射,左侧乳房可触及多个质地中等的肿块。门诊医生初步诊断乳腺增生,送影像科检查,作为影像技师如何接诊被检者?

3. X 线摄影前准备　按照患者的病情,需要摄影乳腺内外斜位和乳腺上下轴位。

4. 摄影前准备

(1)摄影前基本准备:了解被检者的基本情况,X 线数字摄影时作好患者基本信息录入工作。明确检查要求,与被检者或家属进行必要的交流沟通争取最佳配合,暴露被检部位,用手触摸患者乳房包块,帮助摄影体位设计。

(2)准备影像接收器:屏-片系统摄影时,要在暗室内将胶片分别装入暗盒内;CR 准备 IP;DR 使用平板探测器。

(一)乳腺内外斜位摄影

1. 接收器设置　使用 CR 摄影系统时 IP 置于压迫器下方的暗盒槽内;DR 探测器位于压迫器下方。将标记好的铅字贴于接收器边缘,并将其置于乳腺摄影架里。

2. 摄影体位设计　被检者穿好铅围裙面对摄影架站立,转动支架使摄影台与胸大肌外侧缘平行,即与水平面成 30°～60°角;被检侧上臂抬高,手放在机架手柄上,放松手臂肌肉以放松胸大肌。被检侧紧贴摄影台,腋窝置于摄影台侧上角,向上向外牵拉被检侧乳腺,将其置于摄影台上,并包括腋部乳腺组织、胸大肌及腋窝前部;调整压迫器加压,压迫的同时用手拉伸展平乳腺、使乳腺呈侧斜位压扁状,同时避免皮肤出现皱褶,并保持乳腺的位置不变。

3. 校对中心线　摄影距离一般为 60cm,中心线自被检侧乳腺的内上方射入,外下方射出垂直于摄影台。

4. 曝光条件选择　观察电源电压指示是否在正常范围内再选择曝光条件,参考管电压为 25～35kV,管电流为 28～34mAs,可选用自动曝光控制。

5. 影像传输和照片打印及影像评价　进行图像后处理和标记左右,CR、DR 摄影把影像送入 PACS,冲洗或打印照片,观察 X 线照片显示的部位及照片质量评价。

(二)乳腺上下轴位摄影

1. 摄影前的准备　使用 CR 摄影系统时 IP 置于压迫器下方的暗盒槽内;DR 探测器位于压迫器下方。将标记好的铅字反贴于接收器边缘,并将置于乳腺摄影架里;调节机架使其垂直于地面,摄影台平行于水平面。

2. 摄影体位设计　被检者穿好铅围裙面对摄影架站立,面部转向对侧;检查侧胸壁紧靠摄影台,用手托起乳腺下部向前上拉伸将其置于摄影台上,调节压迫器自上而下压紧并固定乳腺,展平外侧皮肤皱褶;同时使乳头呈切线位。

3. 校对中心线　移动 X 线球管,调节摄影距离及中心线。摄影距离一般为 60cm,中心线自被检侧乳腺的上方射入,下方射出垂直于摄影台。

4. 重复乳腺内外斜位摄影中的第 4 步。

5. 影像传输和照片打印及影像评价　进行图像后处理和标记左右,CR、DR 摄影把影像送入 PACS,冲洗或打印照片,观察 X 线照片显示的部位及照片质量评价。

【实训记录】

摄影体位	焦点大小	管电压(kV)	毫安秒(mAs)	FFD(cm)	滤线栅(+ / −)
乳腺内外斜位					
乳腺上下轴位					

【乳腺摄影技术实训报告】

班级:　　　　　　姓名:　　　　　　分数:

1. 乳腺摄影时为何要用专用的钼靶 X 线机?

2. 乳腺摄影时为何要使用压迫器? 使用时要注意哪些方面?

3. 乳腺摄影时,对受检者的月经周期有什么要求? 为什么?

4. 在乳腺内外斜位及乳腺上下轴位照片上主要观察什么内容?

5. 乳腺的 X 线摄影还可用于哪些疾病的检查?

答:

练习题

一、名词解释

软 X 线摄影

二、填空题

1. (　　　)以下管电压产生的 X 线,波长较长、能量较低,穿透物质的能力较弱故称为"软 X 线"。

2. 软 X 线摄影用 X 线机为(　　　)靶 X 线机。

3. (　　　)位能包括乳腺癌最好发的乳腺外上象限处的组织,因此,为乳腺 X 线检查最有价值的摄影位置。

三、单选题

有关软 X 线摄影说法不正确的是(　　　)

A. 软 X 线摄影时一般只用单屏,即保留远摄影台的前屏

B. 软 X 线摄影一般用铝质或胶木暗盒

C. 应选用 γ 值大的 X 线胶片

D. 摄影用 X 线机为钼靶 X 线机

E. 欲观察软组织的细微结构,应选用高清晰型增感屏

四、多选题

1. 有关软 X 线说法正确的是(　　　　　)

A. 能量较低

B. 穿透物质的能力较弱

C. 40kV 以下管电压产生的 X 线

D. 适用于组织器官较薄、不与骨骼重叠且有效原子序数较低的软组织摄影

E. 波长较短

2. 有关软 X 线摄影说法不正确的是(　　　　　)

A. 软 X 线摄影时一般只用单屏,即保留远摄影台的前屏

B. 软 X 线摄影一般用铝质或胶木暗盒

C. 应选用 γ 值大的 X 线胶片

D. 摄影用 X 线机为钼靶 X 线机

E. 欲观察软组织的细微结构,应选用高清晰型增感屏

五、简答题

1. 如何设计乳腺上下轴位的摄影体位?

2. 如何设计乳腺内外侧斜位的摄影体位?

六、问答题

试述乳腺上下轴位的摄影技术。

(黄兰珠)

子项目七　X 线造影检查

【学习指导】

1. 学习方法　带教老师分批次在授课的班上选取和培训六名左右实训组长,然后把一个班分成六个学习小组进行实训,由实训组长分协助学生完成泌尿和消化道 X 线造影检查,带教老师分批次重点指导。

训练和培养学生较熟练的造影检查专业操作技能、习惯,帮助学生更好地了解职业岗位,为学生就业、择业打下基础。

2. 难点内容　消化道造影在医院属于放射科医师所做的工作,要求有一定诊断能力,消化道造影在造影检查中发现病变时,要有多方位观察病变的能力,从而清楚的显示病变。

3. 重点内容　X 线造影前的准备,泌尿系统 X 线造影检查和钡灌肠检查前要服泻药和清洁洗肠,泌尿系统造影还需碘过敏试验和压迫。上消化道造影需禁饮食 6 ~ 12 小时,要取得患者配合,多数患者对口服钡剂和产气粉难以接受,而钡灌肠需暴露被检者隐私,注意技巧,获取较好地摄影体位,顺利地完成 X 线检查。

4. 临床实训要领　要求学生在临床实训时举止大方、行为成熟,说话和气,关爱患者,不能歧视患者,养成良好的工作习惯,取得患者信任,在临床工作顺利地完成 X 线检查工作。泌尿系统造影主要用于泌尿系结石、炎性病变和泌尿系统肿瘤的检查;消化道和泌尿道造影检查用于消化道的炎性病变、溃疡、肿瘤。对于泌尿道造影较容易掌握,而消化道造影需要相当长时间学习。

实训一　静脉尿路 X 线造影

【实训目标】

在熟悉静脉尿路造影前的准备和碘过敏试验方法及复习静脉尿路造影理论知识的前提下,能正确地使用 X 线检查设备和对比剂,学会输尿管压迫和摄片方法。在教师的指导下学

生严格按照静脉尿路造影操作规程进行造影检查,最终掌握静脉尿路造影方法。

【实训步骤】

1. 复习总结　在复习泌尿系造影检查理论教学的基础上,对静脉尿路造影检查的操作流程进行认真的归纳、总结,在带教老师指导下,实训小组长协助学生实训。

2. 案例引入　女性患者,36 岁,左腰部疼痛并放射至左腹股沟伴血尿一周,肾区压痛、叩击痛。门诊医生初步诊断泌尿系结石,送影像科检查,作为影像技师应如何进行静脉尿路造影检查?

3. 检查步骤

(1)造影前的准备工作:①造影前 2 ~ 3 天,不吃易产气和多渣食物,禁服铋剂、碘剂、钙剂和其他含重金属的药物;②造影前日晚服泻药,口服蓖麻油、番泻叶或其他缓泻剂;③造影前 12 小时禁食和控制饮水;④造影前先行腹部透视,如发现肠腔内产物较多,应做清洁灌肠或皮下注射垂体加压素 0.5ml,促使肠内粪便或气体排出;⑤准备 76% 复方泛影葡胺 20 ~ 40ml,做碘过敏试验,并向受检者介绍检查过程以取得受检者的配合。

(2)操作技术:①首先摄取全尿路平片一张。②采用腹部加压技术,即使用腹带压迫,外加两个圆柱状棉垫,呈倒八字形固定于双侧髂前上棘连线水平。③缓慢注射对比剂 20ml,在注药完后的 7 分钟、15 分钟和 30 分钟各摄肾区片一张;或用 40ml,可缩短造影时间。X 线中心线对准胸骨剑突至脐部连线的中点,受检者呼气后屏气曝光。摄影体位和摄影影像。④在肾盂肾盏显影满意后解除压迫,摄全尿路片一张,摄影体位和摄影影像。

4. 影像处理　标记左右和影像后处理,把造影影像送入 PACS,冲洗或打印照片,观察 X 线造影照片显示的部位及照片质量评价。

【泌尿系统 X 线造影实训报告】

班级:　　　　　　姓名:　　　　　　分数:

1. 分析造影时间和对比剂剂量与造影效果的关系?

2. 静脉尿路造影检查前最可靠碘过敏试验方法是什么?

3. 如果肾盂及上段输尿管显影不好,可采用什么方法加以解决?

4. 在检查过程中,如受检者突然出现迷走神经兴奋综合征,如何处理? 如何继续进行造影检查?

答:

实训二　上消化道 X 线造影

【实训目标】

在熟悉消化道造影前的准备工作及会观察正常食管、胃、十二指肠的形态的前提下,带教老师指导学生学会消化道造影方法。

【实训器材】

800mA 或 500mA 数字胃肠造影 X 线机,登记计算机,激光打印机,铅字标记 1 套,铅手套,医用硫酸钡对比剂 50 ~ 200ml,观片灯 1 架。

【实训步骤】

1. 复习总结　在进行复习消化道造影理论教学的基础上,对上消化道造影进行认真的归纳、总结及演示之后,在带教老师指导下,学生分组进行实训。

2. 案例引入

案例1　男性患者,65 岁,食管不适 3 月余,近期吞咽不畅和吞咽困难,门诊医生初步诊断食管癌,送影像科检查,作为影像技师应如何进行上消化道造影?

案例2　女性患者,31 岁,胃部疼痛不适一周,剑突下压痛。门诊医生初步诊断胃溃疡,送影像科检查,作为影像技师应如何进行上消化道造影?

(一) 食管造影

1. 适应证　①吞咽不畅及吞咽困难;②门脉高压症,了解有无静脉曲张;③食管异物及炎症;④食管、咽部肿瘤或异物感;⑤观察食管周围病变与食管的关系。

2. 禁忌证　①食管-气管瘘;②肠梗阻;③胃肠道穿孔;④急性消化道出血;⑤腐蚀性食管炎的急性期等。

3. 造影前准备　了解病史,根据患者吞咽困难的程度,给予不同剂量和黏稠度的钡剂。一般不需做特殊准备。疑有贲门痉挛、贲门周围癌及食管裂孔疝时,因需观察胃部情况,应禁饮食 6 ~ 12 小时。做低张双对比造影,要备好平滑肌松弛剂如 10 ~ 20mg 的 654-2 或 0.5 ~ 1mg 的阿托品等。

4. 对比剂　医用硫酸钡。若疑有气管-食管瘘者宜用碘水或碘油作造影剂。

5. 造影技术　检查前常规做胸腹部透视,以除外胃肠道穿孔及肠梗阻等并发症。食管邻近结构的异常及纵隔内病变常可对食管造成推移和压迫,检查时应注意纵隔形态的变化。

6. 患者取立位,分别各含一口造影剂,摄左、右后斜位,吞钡,观察吞咽动作、双侧梨状窝和食管上段扩张是否正常;继而随造影剂的走行,观察钡剂通过食管全长是否通畅,食管壁扩张及收缩情况,钡剂通过后的黏膜情况。食管摄取左、右后斜和正、侧位片,斜位和侧位影像。

7. 食管异物患者用钡棉检查,较小异物可见钡剂或钡棉偏侧通过或绕流,较大嵌顿异物显示钡剂或钡棉通过受阻;尖刺状或条状异物,常见钡棉勾挂征象。食管钡棉检查虽然有时可以起到治疗作用,但是风险也很大,现在更好的选择是 CT 检查食管异物。

8. 把造影影像送入 PACS,标记左右及后处理,冲洗或打印胶片,观察 X 线照片显示的部位及照片质量评价。

(二) 胃及十二指肠造影

目前,胃肠道疾病主要依靠动态多相造影检查,即把传统单对比法的充盈相,加压相与双对比法的双对比相,黏膜相的优点相结合。在受检者躯体转动时,在充气扩张的胃内钡液流动中,发现和认识胃内所呈现出病变的变动图像。能对病变作出定位(确切部位)、定形(大小和形状)、定质(柔软度、浸润范围)及定性〔炎性、良性、恶性〕的四定诊断。是目前最为理想的上胃肠道检查方法。

1. 适应证　①胃肠道起源于黏膜的病变(良、恶性肿瘤、溃疡、炎症);②起源于黏膜下的病变(主要是间质性良、恶性肿瘤);③单对比造影发现可疑病变而难以定性者;④临床怀疑有肿瘤而常规造影又无阳性发现者;⑤胃镜检查发现早期肿瘤病变者。

2. 禁忌证　①胃肠道穿孔;②急性胃肠道出血,一般于出血停止后两周,大便潜血试验阴性后方可进行;③肠梗阻;④做低张双对比造影需注射抗胆碱药,故青光眼及明显心律不齐者禁做。

3. 对比剂　胃肠道专用双重对比造影用硫酸钡。

4. 造影技术　先行胸腹部常规透视,如发现胃内有大量潴留液时,造影前用胃管抽出或口服胃复安 20mg,右侧卧位 1 小时排出。

5. 嘱受检者立位将口含钡剂一次咽下后分别于左右前斜位透视观察食管充盈像及双对比像并摄片。将检查床转至水平位,请受检者在床上由左向右翻滚转动 2~3 周,然后正位仰卧,使钡剂在胃表面形成良好涂布。按照全面无遗漏的原则,在透视下改变受检者体位,使钡液在腔内流动,使器官的各部分依次分别成为双对比区,并适时摄片。

6. 常规体位　①立位右前斜位及左前斜位,观察食管;②仰卧正位观察胃体胃窦双对比像;③仰卧右前斜位观察胃幽门前区双对比像;④仰卧左前斜位观察胃体上部及胃底双对比像;⑤仰卧右后斜位观察贲门正面相;⑥俯卧右后斜位观察胃窦前壁双对比像,必要时可使床面倾斜至头低足高,并借助棉垫垫压,效果更好;⑦俯卧左后斜位观察胃体与胃窦充盈像和十二指肠充盈像;⑧仰卧右前斜位观察十二指肠双对比像;⑨立位观察胃窦及球充盈加压;⑩立位胃充盈像:受检者取立位后,再加服浓度较低(60%~80%)的钡液 150ml。此时胃体、胃窦及十二指肠呈充盈相,胃底部呈立位双对比相,部分小肠也可显示,应在透视下转动体位,以充分显示胃角切迹及十二指肠曲。以上步骤大约 15 次曝光,一般选择 12 幅图像照片,检查可根据情况灵活掌握顺序,重点内容部位可反复观察,随时可吞钡。

7. 把造影影像送入 PACS,标记左右和和处理,冲洗或打印照片,观察 X 线照片显示的部位及照片质量评价。

【上消化道 X 线造影实训报告】

班级:　　　　　　姓名:　　　　　　分数:

1. 上消化道造影准备情况如何? 胃黏膜和正常胃轮廓显示情况如何?

2. 上消化道造影调钡剂浓度如何?

3. 上消化道造影要求摄哪几种造影片?

答:

实训三　钡剂灌肠 X 线造影

【实训目标】

在熟悉下化道造影前的准备工作及会观察正常大肠的形态的前提下,带教老师指导学生学会消化道造影方法。

【实训器材】

800mA 或 500mA 数字胃肠造影 X 线机,灌肠器,登记计算机,激光打印机,铅字标记 1 套,铅手套,硫酸钡对比剂 500~800ml,观片灯 1 架。

【实训步骤】

1. 复习总结　在进行复习下消化道造影理论教学的基础上,对钡剂灌肠造影进行认真的归纳、总结及演示之后,在带教老师指导下,学生分组进行实训。

2. 案例引入　男性患者,61 岁,大便不规律 2 月余,出现肠梗阻症状 2 天。门诊医生初步诊断结肠癌,送影像科检查,作为影像技师应如何进行钡灌肠造影?

3. 钡剂灌肠实训步骤 结肠常规钡剂灌肠造影是利用稀钡自直肠逆行灌入结肠,以了解结肠器质性病变的常规造影方法。

(1)适应证:①结肠良、恶性肿瘤、炎症及结核;②肠扭转、肠套叠的诊断以及早期肠套叠的灌肠整复;③观察盆腔病变与结肠的关系。

(2)禁忌证:结肠穿孔或坏死;急性阑尾炎;中毒性巨结肠;肛裂疼痛不能插管者。

(3)对比剂:硫酸钡制剂,一般配成钡水重量比为 1:4 的溶液,用量 800～1000ml。

(4)造影前准备:主要是清除结肠内容物。患者检查前 3 日不吃有渣食物。检查前一日晚 8 点左右开水泡服番泻叶 9g,30 分钟后再泡服一次。检查前 1.5 小时用温水或生理盐水清洁灌肠。还要准备的器械:带气囊的双腔导管,灌肠桶或压力灌注泵。

(5)造影技术:受检者取屈膝左侧卧位,将肛管缓慢插入直肠,后取仰卧位,行胸腹常规透视,以了解胸腹部一般情况。再将右侧略抬高,透视下经灌肠桶或压力灌注泵将浓度为 15%～20% 的稀钡 800～1000ml,经导管注入全部结肠直至盲肠充盈,在灌肠过程中,密切注意钡头有无受阻、分流及狭窄,发现异常,立即停止注钡,用手或压迫器在患处按压,观察肠管轮廓、宽窄、移动度及有无压痛与激惹征象,必要时进行点片。对病变好发部位如直肠、乙状结肠、盲肠应重点内容检查。充盈像检查结束后,让被检者排钡,根据需要分别摄取充盈像和黏膜像照片。

(6)把造影影像送入 PACS,冲洗或打印胶片,观察 X 线照片显示的部位及照片质量评价。

结肠低张双对比造影:结肠低张双对比造影是注入低张药后结肠内灌入钡剂并注入足量的气体,使肠腔充气扩张形成双重对比的改良方法。本法可以明显提高结肠内细微病变的显示率,目前已被广泛应用。

(1)适应证:怀疑有结肠息肉或肿瘤者;慢性结肠溃疡性结肠炎或肉芽肿性结肠炎者;鉴别肠管局限性狭窄的性质;结肠高度过敏或肛门失禁的患者等。

(2)禁忌证:结肠穿孔或坏死;急性溃疡性结肠炎;中毒性巨结肠;危重或虚弱的患者。

(3)对比剂:结肠双对比造影应采用细而颗粒均匀的钡剂。浓度为 70%～80% 为好。调钡时钡剂温度应控制在 40℃ 左右。

(4)造影前准备:同结肠常规钡剂灌肠造影。

(5)造影技术:肌内注射 654-210～20mg。取俯卧头低位或左侧卧位,插入带有气囊的双腔导管,在透视下向结肠内分别注入钡剂。根据结肠的解剖位置调整体位,便于钡剂流入,使钡首经直肠、结肠各段而达盲肠。若钡首未达盲肠,可嘱被检者翻转体位 4～5 次,使钡剂均匀涂布于肠壁上,形成双重对比。

(6)摄影技术:在透视下观察双对比造影效果,采用分段摄片。一般在俯卧头低位(倾斜 20°～30°角)显示直肠、部分乙状结肠、降结肠下段、升结肠、盲肠比较清楚;仰卧位显示横结肠和部分乙状结肠较清楚;仰卧足侧向下倾斜 60°～90°角显示升、降结肠上段有利;右前斜位可将结肠肝曲展开;左前斜位易将结肠脾曲展开。可根据临床要求和病变的具体情况分别摄片。点片满意后,终止检查。

(7)把造影影像送入 PACS,冲洗或打印照片,观察 X 线照片显示的部位及照片质量评价。

【钡灌肠 X 线造影实训报告】

班级: 姓名: 分数:

1. 下消化道准备情况如何,肠黏膜和正常肠轮廓显示情况如何?

2. 钡灌肠造影调钡剂浓度如何?

3. 钡灌肠造影要求摄哪几种造影片? 造影时造影剂到达什么部位停止注钡?

答:

练习题

一、名词解释

1. X 线造影检查

2. 对比剂

3. 阴性对比剂

4. 阳性对比剂

5. 离子型对比剂

6. 非离子型对比剂

7. 常规法静脉尿路造影

8. 逆行肾盂造影

9. 自然对比

10. 人工对比

11. 上消化道造影

12. 钡灌肠造影

二、填空题

1. 常规静脉尿路造影,注射对比剂完毕后( )分钟摄第一片,( )分钟摄第二片,( )分钟摄第三片。

2. 食管钡餐 X 线造影分别摄( )和( )及( )造影体位。

3. 胃钡餐 X 线造影主要摄( )和( )及( )造影体位。

三、单选题

1. 碘过敏试验方法中最可靠的是( )

A. 口服试验   B. 皮下试验   C. 舌下试验

D. 眼结膜试验   E. 静脉注射试验

2. 静脉法碘过敏试验,注药后观察反应的常规时间是( )

A. 1 分钟   B. 15 分钟   C. 30 分钟

D. 60 分钟   E. 90 分钟

3. 不是静脉肾盂造影的禁忌证的是( )

A. 多囊肾伴有肾积水   B. 肝肾功能严重受损   C. 急性泌尿系炎症

D. 严重血尿和肾绞痛   E. 妊娠期及产褥期

4. 有关肾盂造影时压迫腹部的叙述,错误的是( )

A. 防止对比剂流入膀胱   B. 压迫点为脐水平两侧   C. 压迫球呈倒八字形放置

D. 压力为 5.3～8.0kPA   E. 观察全尿路时解除压迫

5. 关于静脉肾盂造影检查的叙述,错误的是( )

A. 腹内巨大肿块不能施行加压法

B. 常用的对比剂是复方泛影葡胺

C. 肾下垂患者应该加摄立位片

D. 肾盂造影片应清晰显示肾上腺

E. 疑肾盂积水可加大对比剂剂量

6. 静脉肾盂造影摄取全尿路片的体位是(　　)

A. 腹部仰卧前后位　　　　　B. 腹部仰卧斜位　　　　　C. 腹部侧卧侧位

D. 腹部站立前后位　　　　　E. 腹部俯卧后前位

7. 不是逆行肾盂造影的禁忌证的是(　　)

A. 尿道狭窄　　　　　　　　B. 严重的肾结核　　　　　C. 泌尿道急性炎症

D. 全身情况衰竭者　　　　　E. 严重血尿和肾绞痛

8. 高危患者做静脉尿路造影及心血管造影,应首选(　　)

A. 甲泛葡糖　　　　　　　　B. 泛影葡胺　　　　　　　C. 双碘酞葡胺

D. 碘酞葡胺　　　　　　　　E. 泛影钠

9. 常规静脉尿路造影摄第一张片的时间,应在注完对比剂后(　　)

A. 10 分钟　　　　　　　　 B. 15 分钟　　　　　　　 C. 20 分钟

D. 7 分钟　　　　　　　　　E. 30 分钟

10. 静脉尿路造影双肾显影期摄片时 X 线中心线对准(　　)

A. 第 1 腰椎体　　　　　　 B. 第 2 腰椎体　　　　　　C. 第 3 腰椎体

D. 第 4 腰椎体　　　　　　 E. 脐与剑突之间

11. 不属于静脉尿路造影检查的术前准备的是(　　)

A. 排尿　　　　　　　　　　B. 清洁肠道　　　　　　　C. 备好导尿管

D. 碘过敏试验　　　　　　　E. 以上都不是

12. 关于肾盂造影的叙述,错误的是(　　)

A. 静脉法简单易行

B. 静脉法必须行碘过敏试验

C. 能显示肾盂、肾盏的形态变化

D. 肾功能丧失时尽量采用静脉法

E. 静脉法可了解肾脏的排泄功能

13. 属静脉肾盂造影禁忌证的是(　　)

A. 肾盂结石　　　　　　　　B. 膀胱结石　　　　　　　C. 尿道狭窄

D. 肾动脉狭　　　　　　　　E. 严重血尿

14. 静脉肾盂造影腹部压迫点,正确的是(　　)

A. 脐水平两侧　　　　　　　B. 第 1 腰椎水平两侧　　　C. 耻骨联合上方 3cm

D. 两侧髂前上棘连线水平　　E. 脐下两侧,骶骨岬水平

15. 消化道造影常用对比剂是(　　)

A. 硫化钡　　　　　　　　　B. 硫酸钡　　　　　　　　C. 氯化钡

D. 硫酸钙　　　　　　　　　E. 氯化钙

16. 食管检查口服钡剂的浓度是(　　)

A. 40% ~ 120%   B. 60% ~ 80%   C. 250% ~ 300%

D. 25%   E. 20%

17. 气管-食管瘘者宜用的对比剂是(   )

A. 碘水或碘油作造影剂   B. 硫酸钡   C. 氯化钡

D. 硫酸钙   E. 以上都可

四、多选题

1. 静脉尿路造影所用对比剂是(   )

A. 泛影葡胺   B. 碘番酸   C. 碘他拉葡胺(碘酞葡胺)

D. 碘苯六醇   E. 泛影钠

2. 静脉肾盂造影腹部压迫,正确的是(   )

A. 压迫点为脐下方两侧   B. 压迫球呈正八字形放置   C. 防止对比剂流入膀胱

D. 观察全尿路时解除压迫   E. 以上都不对

3. 胃及十二指肠造影的禁忌证包括(   )

A. 食管-气管瘘   B. 上消化道穿孔   C. 腐蚀性食管炎的急性期

D. 胃溃疡   E. 肠梗阻

4. 食管造影的适应证包括(   )

A. 吞咽不适及吞咽困难   B. 门脉高压症   C. 食管异物及炎症

D. 食管肿瘤   E. 观察食管周围病变与食管的关系

五、简答题

1. 离子型对比剂与非离子型对比剂的有何不同?

2. 简述对比剂引入体内的方法。

3. 请叙述逆行肾盂造影的造影方法。

4. 简述理想对比剂应具备的条件。

5. 简述对比剂的分类。

6. 简述碘过敏试验的方法。

7. 简述常规静脉尿路造影的适应证。

8. 简述常规静脉尿路造影的禁忌证。

六、问答题

1. 试述常规法静脉尿路造影的造影方法。

2. 试述大剂量法静脉尿路造影的造影方法。

3. 试述食管 X 线钡餐造影方法。

4. 试述胃十二指肠 X 线钡餐造影方法。

5. 试述钡灌肠 X 线造影方法。

（孔祥闯　沈秀明　胡劲松）

实训项目三

CT 扫描技术

【学习指导】

1. 学习方法 改革和创新教学方法,把一个班分成6个学习小组进行实训,每组10人左右,分别分到3~4家医院,每台CT机分10人左右,5人实训摆体位,5人实训操作扫描,两组交替进行。带教老师分批次在授课的班上选取和培训六名左右实训组长,由实训组长协助学生完成头、颞骨、眼、鼻旁窦、颈部、胸部、腹部、脊椎和大关节CT扫描实训;实训带教老师巡回重点指导并协调好医院关系,同时掌握学生实训情况;完成CT扫描。

调动学生学习的主动性和积极性,培养学生较熟练的头、颞骨、眼、鼻旁窦、颈部、胸部、腹部、脊椎和大关节的CT操作技能,形成良好的CT操作习惯、良好的医德医风;养成实事求是的科学态度和严谨认真的工作作风,提高学生发现问题、分析问题、解决问题的能力;帮助学生更好地了解职业岗位;为学生就业、择业打基础。

2. 难点内容 头面部颅脑、颞骨、眼、鼻旁窦的CT影像解剖;鼻旁窦冠状扫描检查体位的摆位;当发现某种疾病时是否做增强CT扫描或其他检查,特别是腹部二期或三期增强扫描。

3. 重点内容 头部颅脑、颞骨、眼、鼻旁窦、颈部、胸部、腹部、脊椎和大关节的CT扫描摆位正确;扫描基线准确对准被扫描的部位;录入被检者信息;选择正确的扫描序列;选择正确的FOV;排版和打印照片。照出的CT片符合以下要求:①位置正确;②对比度、清晰度良好,摄影分辨力高。

4. 临床实训要领 要求学生在临床实训时举止大方、行为成熟,说话和气,关爱患者,不歧视患者,养成良好的工作习惯,取得患者信任,在临床工作中顺利地完成CT检查工作;颅脑CT扫描临床主要用于颅内出血、脑梗死、脑外伤、颅脑肿瘤和感染性病变等的检查,CT在检查颅后窝的病变和急性脑梗及脑白质病变方面不及MRI;鼻旁窦CT扫描主要用于鼻旁窦炎、肿瘤;颞骨和眼部CT扫描主要用于颞骨和眼的肿瘤、感染、外伤,先天性畸形。对于颅脑疾病躁动患者,要有家属陪伴,防止患者跌落危险。

颈部CT扫描在临床主要用于甲状腺和喉部肿瘤性病变、甲状腺囊肿、弥漫性甲状腺肿,还有用于颈部淋巴结转移和颈部囊肿和炎性病变。颈部软组织的淋巴结CT扫描在临床上分三部,分别是上、中、下颈部:上颈部从鼻咽部下缘至舌骨、中颈部从舌骨到环状软、下颈部环状软骨下缘到颈静脉切迹,观察颈部淋巴结转移时要做全颈部CT扫描。

胸部CT扫描在检查肺和纵隔肿瘤性病变方面优于胸片;在检查炎性假瘤和肿瘤鉴别诊断优于胸片;在检查先天性疾病方面优于胸片;在检查结节性病变和肺间质性病变方面优于

MRI,肺间质性病变和尘肺时要使用高分辨力 CT 扫描(HRCT)。

腹部 CT 扫描检查在临床上主要用于腹部脏器的占位性病变、结石、炎性病变及血管病变,还用于腹部先天性疾病的诊断;对于肝、胰、肾占位性病变要三期增强扫描,其余可二期增强扫描。盆腔 CT 扫描检查临床主要用于盆腔脏器的占位性病变,女性检查子宫和附件、膀胱或直肠的病变等,男性检查前列腺和精囊、膀胱或直肠的病变等,但是 CT 在检查前列腺癌方面不及 MRI,CT 还用于盆腔先天性疾病的诊断。对于盆腔肿瘤一般使用二期增强扫描。

脊椎和骨关节 CT 扫描在临床上主要应用于脊椎和骨关节的肿瘤、感染、外伤和骨关节退行性变的检查;CT 对隐匿性骨折、肿瘤、早期感染性病变和椎间盘病变的检查方面优于 X 线,X 线对脊椎和骨关节病变是初查,CT 是 X 线检查的补充,CT 在检查脊髓和关节软骨方面不及 MRI。对于脊椎骨折患者,一定要平移搬运患者,防止造成二次损伤。对于椎间盘 CT 扫描有一次扫 3 个椎间盘或扫 5 个椎间盘,椎体 CT 扫描一般扫 3 个椎体,也有扫 5 个椎体的序列,根据临床医师的检查要求灵活使用。大关节 CT 扫描野(sFOV)一定要包括关节所有组织。

子项目一 头面部 CT 扫描

实训一 颅脑 CT 扫描

【实训目标】

在熟悉颅脑 CT 扫描前的准备工作、CT 扫描常用体位、扫描基线、扫描序列、照片排版与打印的情况下,学生在带教老师指导下练习颅脑 CT 扫描,最终学会颅脑 CT 扫描常用的操作技术。

【实训器材】

螺旋 CT 或非螺旋 CT 机,热敏打印机或激光打印机,胶片。

【实训步骤】

1. 复习总结 在复习颅脑 CT 扫描检查理论的基础上,对颅脑 CT 扫描检查的操作流程进行认真的归纳、总结,在带教老师指导和实训小组长协助下,学生穿戴工作服进行实训。

2. 案例引入 女性患者,71 岁,头痛、头痛伴肢体麻木一周。门诊医师初步诊断脑中风,送影像科检查,作为影像科技师应如何进行 CT 扫描?

3. CT 检查前的准备 ①温度 10～30℃;②相对湿度 30%～75%;③电源电压、频率稳定性;④每天 CT 开机后空气校正,CT 球管温度低于 10% 时要预热球管。

4. 操作注意事项 ①警告和报警提示;②安全活动范围;③辐射防护。

5. 颅脑 CT 扫描基本操作步骤 ①录入被检者的基本信息:如姓名、性别、年龄、ID 号,选择 CT 扫描序列等。②去除头上饰物和发卡。③摆颅脑扫描体位:患者仰卧于扫描床上,头枕于头托上,下颌内收,听眉线尽量与地面垂直,上肢置于躯干两侧。④对扫描基线:扫描基线分为听眶线(RBL)、听眦线(OML)、听眉线(EML)。使用 EML 作为扫描基线优点多,标志醒目,定位准确,本基线通过前、中、后颅窝最低点,四脑室和基底节显示清楚。矢状定位线与人体正中轴重合,水平定位线平行瞳间线,冠状定位线平外耳孔前方(图 3-1-1)。⑤进入颅脑CT检查部位界面,头先进,根据扫描目的不同选择扫描序列,对外伤可疑性骨折患者要使用带有骨窗的螺旋扫描序列,首先扫描定位像,确定sFOV(图3-1-2),颅脑软组织包在sFOV内,螺扫的层厚和层间距一般为3~5mm,螺距≤1mm。对无外伤的颅脑检查选用步进式CT扫描序列,步进式的层厚和层间距一般为5~10mm。确定扫描界面各种信息无误后,选择扫描范围进行断层扫描,从颅底扫至颅顶结束。⑥窗宽和窗位:软组织窗宽为350~450Hu,窗位为35~50Hu;骨窗窗宽为1500~2500Hu,窗位为400~700Hu。⑦当发现颅内有占位性病变加CT增强扫描,使用非离子型或离子型对比剂,剂量为80~100ml,使用高压注射器静脉团注,流率3ml/s左右,扫动脉期或静脉期。⑧将需用的检查影像信息传输到PACS。⑨排版和打印胶片,无外伤患者一般只打印脑窗照片,外伤患者除打印脑窗外,还要打印骨窗照片(图3-1-3)。

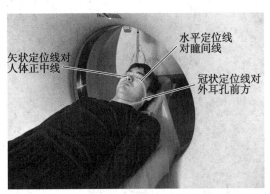

图3-1-1　颅脑CT扫描体位和扫描定位线

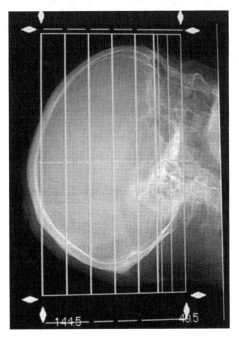

图3-1-2　颅脑CT扫描sFOV影像图

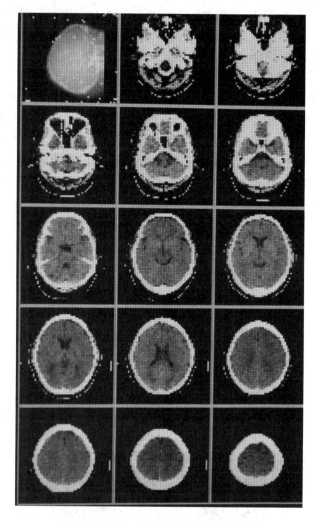

图 3-1-3 颅脑 CT 扫描影像图

【颅脑 CT 扫描实训报告】

班级： 姓名： 分数：

1. 颅脑 CT 扫描操作基本步骤有哪些?
2. 颅脑 CT 扫描的常用基线是什么?
3. 什么基线扫描能够清楚显示颅前后窝?
4. 认识照片中解剖名称。

答：

实训二 颞部 CT 扫描

【实训目标】

在熟悉颞骨 CT 扫描前的准备工作、CT 扫描常用体位、扫描基线、扫描序列、照片排版与打印的情况下,学生在带教老师指导下练习颞骨 CT 扫描,最终学会和掌握颞骨 CT 扫描常用的操作技术。

【实训器材】

螺旋 CT 或非螺旋 CT 机,热敏打印机或激光打印机,胶片。

【实训步骤】

1. 复习总结　在复习颞骨 CT 扫描理论教学的基础上,对颞骨 CT 扫描检查的操作流程进行认真的归纳、总结,由带教老师指导和实训小组长协助下,学生穿戴工作服进行实训。

2. 案例引入　男性患者,51 岁,自幼右耳间断性流脓,听力下降伴头痛。门诊医师初步诊断右耳中耳炎,送影像科检查,作为影像科技师应如何进行 CT 扫描?

3. CT 检查前的准备　①温度 10 ~ 30℃;②相对湿度 30% ~ 75%;③电源电压、频率稳定性;④每天 CT 开机后空气校正,CT 球管温度低于 10% 时要预热球管。

4. 操作注意事项　①警告和报警提示;②安全活动范围;③辐射防护。

5. 基本操作步骤　①录入患者的基本信息:如姓名、性别、年龄、ID 号,选择颞骨轴位 CT 扫描序列等。②去除头上饰物、发卡及耳环等。③摆颞骨扫描体位:患者仰卧于扫描床上,头枕于头托上,下颌稍内收,上肢置于躯干两侧。扫描基线一般使用 RBL 或 EML。矢状定位线与人体正中轴重合,水平定位线外耳道下 2cm,冠状定位线位于外耳道后(图 3-1-4)。④进入颞骨 CT 扫描界面,头先进,一般采用轴位扫描,观察胆脂瘤颅底破坏时采用冠状扫描。这里主要介绍轴位扫描,选择颞骨轴位扫描序列,扫定位像后确定 sFOV(图 3-1-5),使用靶扫描和骨算法(HRCT),sFOV 包括两侧耳部上下 5cm,从岩锥上缘到耳道下缘,层间距、层厚为 0.5 ~ 1mm 扫描,螺距≤0.5 ~ 0.75mm。⑤窗宽、窗宽:骨窗窗宽为 3000 ~ 4000Hu,窗位为 600 ~ 800Hu。⑥将需用的检查影像信息传输到 PACS。⑦排版和打印胶片。颞骨一般打印骨窗照片,必要时也打印软组织窗照片(图 3-1-6)。

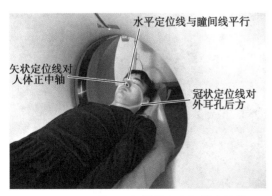

图 3-1-4　颞骨 CT 扫描体位和扫描定位线

水平定位线与瞳间线平行

矢状定位线对
人体正中轴

冠状定位线对
外耳孔后方

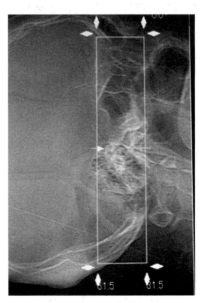

图 3-1-5　颞骨 CT 扫描 sFOV 影像图

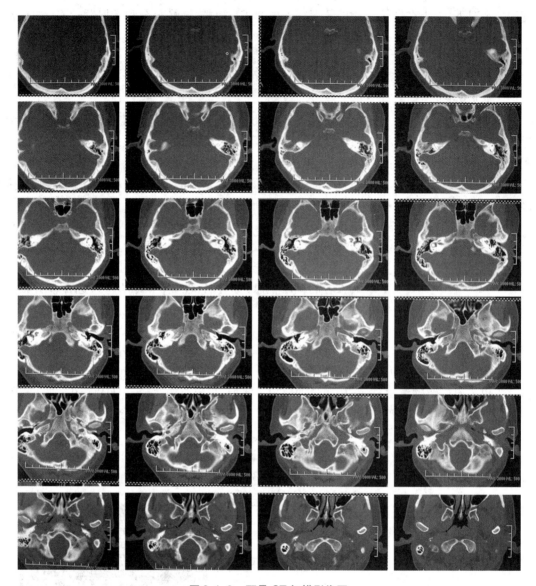

图 3-1-6　颞骨 CT 扫描影像图

【颞骨 CT 扫描实训报告】

班级：　　　　　　姓名：　　　　　　分数：

1. 颞骨 CT 扫描操作基本步骤有哪些？

2. 颞骨 CT 扫描常使用什么体位？

3. 颞骨 CT 扫描层厚为多少？使用什么参数的算法？

4. 认识颞骨照片中解剖名称。

答：

实训三 眼及眶部 CT 扫描

【实训目标】

在熟悉眼及眶部 CT 扫描前的准备工作、CT 扫描常用体位、扫描基线、扫描序列、照片排版与打印的情况下,学生在带教老师指导下练习眼及眶部 CT 扫描,最终学会和掌握眼及眶部 CT 扫描常用的操作技术。

【实训器材】

螺旋 CT 或非螺旋 CT 机,热敏打印机或激光打印机,胶片。

【实训步骤】

1. 复习总结 在复习眼及眶部 CT 扫描检查理论的基础上,对眼及眶部 CT 扫描检查的操作流程进行认真的复习总结,在带教老师指导和实训小组长协助下,学生穿戴工作服进行实训。

2. 案例引入 男性患儿,5 岁,左眼球突出 2 个月,左眼失明。门诊医师初步诊断占位性病变,视网膜母细胞瘤可能?送影像科检查,作为影像科技师应如何进行 CT 扫描?

3. CT 检查前的准备 ①温度 10～30℃;②相对湿度 30%～75%;③电源电压、频率稳定性;④每天 CT 开机后空气校正,CT 球管温度低于 10% 时要预热球管。

4. 操作注意事项 ①警告和报警提示;②安全活动范围;③辐射防护。

5. 基本操作步骤 ①录入患者的基本信息:如姓名、性别、年龄、ID 号,选择眼及眶部轴位 CT 扫描序列等。②去除头上饰物、发卡及耳环等。③摆眼及眶部扫描体位:患者仰卧于扫描床上,头枕于头托上。下颌稍上仰,听眦线与地面垂直。扫描基线可用 RBL 或 EML,一般使用 RBL,由于听眦线与视神经平行,所以使用该线最好。矢状定位线与人体正中轴重合,水平定位线眼眶下 2cm,冠状定位线位于外耳孔与眼外眦间(图 3-1-7)。④进入眼及眶部 CT 扫描部位界面,头先进,一般采用轴位扫描,选择眼及眶部轴位扫描计划,扫描定位像后确定 sFOV(图 3-1-8),sFOV 包括两眼外侧软组织,轴位扫描从眼眶上缘扫至眼眶下缘。层间距、层厚为 2～3mm 扫描,螺距≤1mm。⑤窗宽、窗位:软组织窗宽为 350～450Hu,窗位为 35～50Hu;骨窗窗宽为 1500～2500Hu,窗位为 400～700Hu。⑥当发现眼及眶部有占位性病变加增强扫描,增强扫描多使用非离子型和离子型对比剂,剂量为 80～100ml,使用高压注射器静脉团注,流率 3ml/s 左右,扫动脉期和静脉期。⑦将需用的检查影像信息传输到 PACS。⑧排版和打印胶片,眼及眶部一般打印软组织窗照片,必要时也打印骨窗照片(图 3-1-9)。

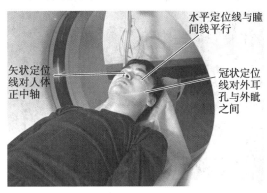

图 3-1-7 眼及眼眶 CT 扫描体位和扫描定位线

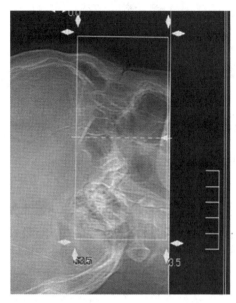

图 3-1-8 眼及眼眶 CT 扫描 sFOV 影像图

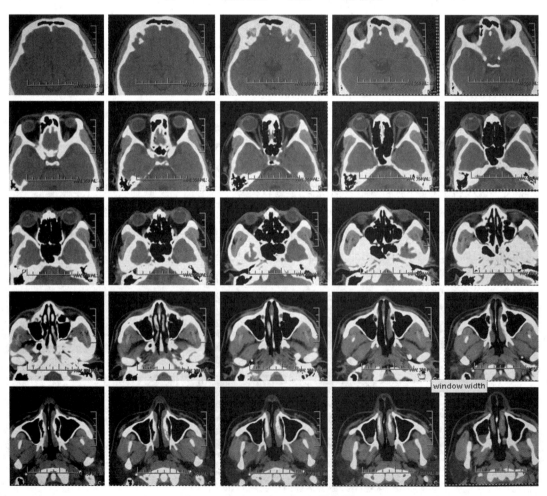

图 3-1-9 眼及眼眶 CT 扫描影像图

【眼及眶部 CT 扫描实训报告】

班级：　　　　　姓名：　　　　　分数：

1. 眼及眶部 CT 扫描操作基本步骤有哪些？

2. 眼及眶部 CT 扫描常使用什么体位？

3. 眼及眶部 CT 扫描层厚为多少？

4. 认识眼及眶部 CT 照片中解剖名称。

答：

实训四　鼻旁窦 CT 扫描

【实训目标】

在熟悉鼻旁窦 CT 扫描前的准备工作、CT 扫描常用体位、扫描基线、扫描序列、照片排版与打印的情况下，学生在带教老师指导下练习鼻旁窦 CT 扫描，最终学会和掌握鼻旁窦 CT 扫描常用的操作技术。

【实训器材】

螺旋 CT 或非螺旋 CT 机，热敏打印机或激光打印机，胶片。

【实训步骤】

1. 复习总结　在复习鼻旁窦 CT 扫描检查理论的基础上，对鼻旁窦 CT 扫描检查的操作流程进行认真的归纳、总结，在带教老师指导和实训小组长协助下，学生穿戴工作服进行实训。

2. 案例引入　男性患者，47 岁，鼻塞流涕数月，伴头痛。门诊医师初步诊断鼻旁窦炎？送影像科检查，作为影像科技师应如何进行 CT 扫描？

3. CT 检查前的准备　①温度 10～30℃；②相对湿度 30%～75%；③电源电压、频率稳定性；④每天 CT 开机后空气校正，CT 球管温度低于 10% 时要预热球管。

4. 操作注意事项　①警告和报警提示；②安全活动范围；③辐射防护。

5. 基本操作步骤　①录入患者的基本信息：如姓名、性别、年龄、ID 号，选择鼻旁窦冠状位 CT 扫描序列等。②去除头上饰物、发卡和耳环及活动性义齿等。③摆鼻旁窦扫描体位：鼻旁窦扫描多采用冠扫，患者俯卧于扫描床上，下颌置于头托上，头上仰，RBL 尽量与地面平行。矢状定位线与人体正中线重合，冠状定位线位于耳后方，水平定线位于眼眶下缘（图 3-1-10）。④进入鼻旁窦 CT 扫描部位界面，头先进，一般采用冠状位扫描，选择鼻旁窦冠状位扫描序列，扫定位像后确定 sFOV（图 3-1-11），sFOV 包括两侧眼外侧软组织，倾斜扫描架，使扫描基线与 RBL 垂直。扫描从鼻翼扫至蝶窦后壁结束。层间距、层厚为 2～3mm 扫描，螺距≤1mm。⑤窗宽、窗位：软组织窗宽为 350～450Hu，窗位为 35～50Hu；骨窗窗宽为 1500～2500Hu，窗位为 400～700Hu。有些医院也加轴位扫描，轴位扫描还可检查鼻骨和鼻咽部。患者仰卧，使用 EML 线位扫描基线，从上牙槽骨扫额窦结束。⑥将需用的检查影像信息传输到 PACS。⑦排版和打印胶片。鼻旁窦一般打印软组织窗和骨窗照片（图 3-1-12）。

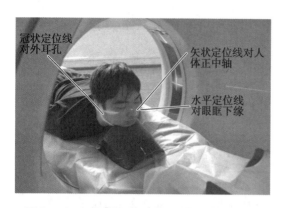

图 3-1-10　鼻旁窦 CT 扫描体位和扫描定位线

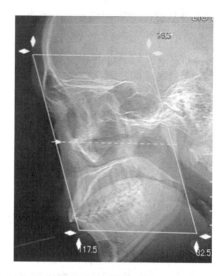

图 3-1-11　鼻旁窦 CT 扫描 sFOV 影像图

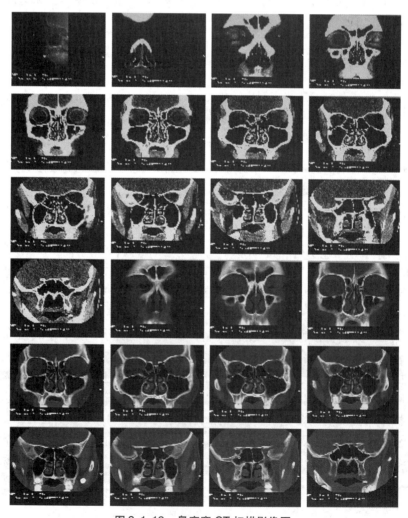

图 3-1-12　鼻旁窦 CT 扫描影像图

【鼻旁窦CT扫描实训报告】

班级：　　　　　姓名：　　　　　　分数：

1. 鼻旁窦CT扫描操作基本步骤有哪些？

2. 鼻旁窦CT扫描常使用什么体位？

3. 鼻旁窦CT扫描层厚为多少？

4. 认识鼻旁窦CT照片中解剖名称。

答：

练习题

一、名词解释

1. 图像重建

2. 像素

3. CT值

4. 窗宽

5. 层厚

6. sFOV

7. 螺距

二、填空题

1. 颅脑CT扫描基线有三种,分别是(　　　)、(　　　)、(　　　)。

2. 眼CT扫描基线有两种,分别是(　　　)和(　　　)。

3. 颅骨CT步进式扫描一般层厚(　　　),颅骨CT螺扫描一般层厚(　　　)。

4. 颞骨CT扫描一般层厚(　　　),眼CT扫描一般层厚(　　　)。

三、单选题

1. 下面关于颅脑CT扫描检查技术错误的是(　　　)

A. 单层CT层厚和层距一般多选为8～10mm之间

B. 扫描野通常都定在25cm以下

C. 轴位扫描是颅脑CT检查最常用的检查方法

D. 扫描方向应从颅底往头顶扫完全部颅脑

E. 图像重建采用高分辨力算法

2. 同时显示三个颅凹的颅脑CT扫描基线是(　　　)

A. 听眦线　　　　　　　　B. 听鼻线　　　　　　　　C. 听眶线

D. 听眉线　　　　　　　　E. 听口线

3. 一般垂体微腺瘤的CT检查方式是(　　　)

A. 直接增强行冠状薄层扫描　　B. 薄层轴位扫描　　　　C. 薄层螺旋扫描

D. 薄层矢状扫描　　　　　E. 高分辨力扫描

4. 眼及眼眶CT检查常规采用(　　　)

A. 冠状位扫描　　　　　　B. 矢状位扫描　　　　　　C. 轴位扫描

D. 增强扫描　　　　　　　E. 直接增强行冠状位扫描

5. 颅脑螺旋 CT 扫描一般层厚(　　)

  A. 8mm　　　　　　　　　　B. 9mm　　　　　　　　　　C. 5mm

  D. 10mm　　　　　　　　　　E. 7mm

6. 听眦线是(　　)

  A. 眼外眦到外耳孔连线　　　B. 眼外眦到耳屏下缘　　　C. 眶上嵴到耳屏下缘

  D. 眶上嵴到耳屏上缘　　　　E. 眶上嵴到耳屏中缘

7. 常规头颅 CT 扫描基线取(　　)

  A. 听眉线 25°　　　　　　　B. 听眶线 25°　　　　　　C. 听眉线 20°

  D. 听眶线 20°　　　　　　　E. 听眶线 10°

8. 外耳孔与眶上缘的连线称(　　)

  A. 听眦线　　　　　　　　　B. 听鼻线　　　　　　　　C. 听眉线

  D. 眶间线　　　　　　　　　E. 耳垂直线

9. 颞骨扫描常用检查方式是(　　)

  A. 横断面扫描　　　　　　　B. 冠状面扫描　　　　　　C. 矢状面扫描

  D. 横断面 + 冠状面扫描　　　E. 横断面 + 矢状面扫描

10. 层厚、层距为 0.5 ~ 1.0mm 连续扫描,上下范围约 3cm,该参数适用于(　　)

  A. 腮腺扫描　　　　　　　　B. 喉部扫描　　　　　　　C. 颞颌关节扫描

  D. 上颌窦扫描　　　　　　　E. 鼻咽部扫描

11. 以下选项中不属于眼部 CT 检查适应证的是(　　)

  A. 眼部异物　　　　　　　　B. 眼部炎症　　　　　　　C. 眶内占位病变

  D. 屈光不正　　　　　　　　E. 视网膜剥离

12. 关于眼及眶部 CT 扫描技术的叙述中,错误的是(　　)

  A. 常规采用非螺旋扫描模式

  B. 扫描层厚、层距通常为 2 ~ 3mm

  C. 扫描时需闭眼并保持眼球固定

  D. 水平定位线眼眶下 4cm,冠状定位线位于外耳孔与眼外眦间

  E. 血管性病变应做动静脉双期增强扫描

13. 眼眶 CT 扫描采用(　　)

  A. 听眦线 25°横轴位和冠状位

  B. 听眦线 30°横轴位和冠状位

  C. 听眦线横轴位和冠状位

  D. 听眦线横轴位和矢状位

  E. 听眦线 20°横轴位和冠状位

14. 眼及眶部 CT 扫描的最佳方式为(　　)

  A. 横扫 + 矢状扫　　　　　　B. 横扫 + 冠状扫　　　　　C. 横扫 + 薄层扫

  D. 横扫 + 增强　　　　　　　E. 横扫 + 重叠扫

15. 鼻旁窦 CT 扫描参数选择,错误的是(　　)

  A. 层厚 5mm　　　　　　　　B. 层间距 1mm　　　　　　C. 采用小 sFOV

  D. 薄层扫描时需降低条件　　　E. 观察骨质破坏需薄层

16. 关于鼻旁窦 CT 扫描以下说法错误的是(　　　)

A. 鼻旁窦扫描多采用冠扫

B. 鼻旁窦 CT 冠状位扫描范围鼻翼扫至蝶窦后壁

C. 轴位扫描可检查鼻骨和鼻咽部

D. 扫描基线只有 RBL

E. 层间距、层厚为 2~3mm 扫描

17. 关于上颌窦 CT 扫描技术,错误的叙述是(　　　)

A. 上颌窦常规平扫,一般不做增强

B. 上颌窦癌特征是窦腔内软组织肿物合并骨质破坏

C. 上颌窦癌对上颌窦后壁破坏率高达 96%

D. 颅底有骨质破坏时,按颅脑扫描参数进行颅脑扫描

E. 上颌窦 CT 图像显示采用骨窗

四、多选题

1. 用于颅脑 CT 扫描基线有(　　　　)

A. 听眦线　　　　　　　　B. 听鼻线　　　　　　　　C. 听眶线

D. 听眉线　　　　　　　　E. 听口线

2. 颅脑部 CT 平扫可用于检查的疾病包括(　　　　)

A. 颅脑外伤　　　　　　　B. 脑肿瘤　　　　　　　　C. 脑萎缩

D. 脑积水　　　　　　　　E. 垂体微腺瘤

3. 有关内耳、颞骨 CT 扫描检查错误的是(　　　　)

A. 扫描层厚、层距均为 1~2mm

B. 轴位扫描

C. 图像重建方式采用标准算法

D. 采用最大扫描视野

E. 扫描层厚、层距均为 5~10mm

4. 有关鼻咽部 CT 扫描正确的是(　　　　)

A. 扫描期间须做吞咽动作　　B. 鼻咽部 CT 主要采用横断扫描

C. 扫描层厚一般采用 5mm　　D. 图像重建采用标准算法

E. 图像显示主要以软组织窗为主

五、简答题

1. 简述颅脑 CT 轴位扫描体位。

2. 简述颞骨 CT 轴位扫描体位。

3. 简述眼及眶部 CT 轴位扫描体位。

4. 简述鼻旁窦 CT 轴位扫描体位。

六、问答题

1. 试述颅脑 CT 轴位扫描操作技术。

2. 试述颞骨 CT 轴位扫描操作技术。

3. 试述眼及眶部 CT 轴位扫描操作技术。

4. 试述鼻旁窦 CT 轴位扫描操作技术。

子项目二 颈部 CT 扫描

实训一 甲状腺 CT 扫描

【实训目标】

在熟悉甲状腺 CT 扫描前的准备工作、扫描常用体位、扫描基线、扫描方法、照片排版与打印的情况下,学生在带教老师指导下练习甲状腺 CT 扫描方法,最终学会和掌握甲状腺的 CT 扫描操作方法。

【实训器材】

螺旋 CT 或非螺旋 CT 机,热敏打印机或激光打印机,胶片。

【实训步骤】

1. 复习总结 在复习甲状腺 CT 扫描检查理论的基础上,对甲状腺 CT 扫描检查的操作流程进行认真的归纳、总结,在带教老师指导和实训小组长协助下,学生穿戴工作服进行实训。

2. 案例引入 女性患者,40 岁,近期烦躁,易出汗,消瘦;血压 165/100mmHg;颈部肿大,突眼。门诊医师初步诊断为桥本病,送影像科检查,作为影像科技师应如何进行 CT 扫描?

3. CT 检查前的准备 ①温度 10～30℃;②相对湿度 30%～75%;③电源电压、频率稳定性;④每天 CT 开机后空气校正,CT 球管温度低于 10% 时要预热球管。

4. 操作注意事项 ①警告和报警提示;②安全活动范围;③辐射防护。

5. 甲状腺 CT 扫描基本操作步骤 ①录入被检者的基本信息:如姓名、性别、年龄、ID 号,选择甲状腺扫描序列等。②去除颈部饰物和衣领上难透 X 线的物品。③摆甲状腺扫描体位:患者仰卧于扫描床上,头枕于扫描床上,下颌微昂。矢状定位线与人体正中线重合,水平定位线平行颈静脉切迹,冠状定位线平颈前 1/3(图 3-2-1)。④进入甲状腺 CT 检查部位界面,头先进,根据扫描目的不同选择扫描序列和确定 sFOV(图 3-2-2),sFOV 把甲状腺软组织包括在内,螺扫层厚和层间距一般为 3～5mm,螺距≤1mm,必要时采用 2mm 的层厚和层间距。确定扫描界面各种信息无误后,确定 sFOV 进行层扫,从舌骨下缘扫至主动脉弓结束。⑤窗宽、窗位:软组织窗宽为 350～450Hu,窗位为 35～50Hu;骨窗窗宽为 1500～2500Hu,窗位为 400～700Hu。⑥发现占位性病变加增强扫描,增强扫描多使用非离子对比剂,剂量为 80～100ml,使用高压注射器静脉团注,流率 3ml/s 左右,扫动脉期和静脉期。⑦将需用的检查影像信息传输到 PACS。⑧排版和打印胶片,甲状腺打印软组织窗,必要时打骨窗(图 3-2-3)。

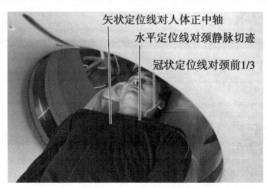

矢状定位线对人体正中轴
水平定位线对颈静脉切迹
冠状定位线对颈前1/3

图 3-2-1 甲状腺 CT 扫描体位和扫描定位线

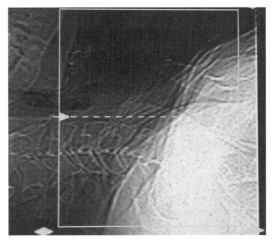

图 3-2-2 甲状腺 CT 扫描 sFOV 影像图

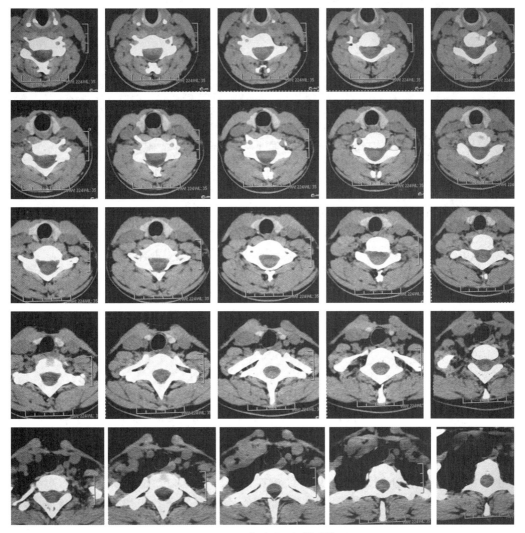

图 3-2-3 甲状腺 CT 扫描影像图

【甲状腺 CT 扫描实训报告】

班级： 姓名： 分数：

1. 甲状腺 CT 扫描操作基本步骤有哪些？

2. 甲状腺 CT 扫描的常用基线是什么？

3. 甲状腺扫描的层厚和螺距是多少？

4. 认识甲状腺照片中解剖名称。

答：

实训二 喉部 CT 扫描

【实训目标】

在熟悉喉 CT 扫描前的准备工作、CT 扫描常用体位、扫描基线、扫描方法、照片排版与打印的情况下,学生在带教老师指导下练习喉 CT 扫描方法,最终学会喉 CT 扫描常用的操作方法。

【实训器材】

螺旋 CT 或非螺旋 CT 机,热敏打印机或激光打印机,胶片。

【实训步骤】

1. 复习总结 在复习喉 CT 扫描理论的基础上,对喉的 CT 扫描操作流程进行认真的归纳、总结,在带教老师指导下和实训小组长协助下,学生穿戴工作服进行实训。

2. 案例引入 男性患者,43 岁,近期声嘶,咳痰带血丝。临床医师疑诊断为喉占位性病变,送影像科检查,作为影像科技师应如何进行 CT 扫描?

3. CT 检查前的准备 ①温度 10～30℃;②相对湿度 30%～75%;③电源电压、频率稳定性;④每天 CT 开机后空气校正,CT 球管温度低于 10% 时要预热球管。

4. 操作注意事项 ①警告和报警提示;②安全活动范围;③辐射防护。

5. 喉 CT 扫描基本操作步骤 ①录入被检者的基本信息:如姓名、性别、年龄、ID 号,选择喉 CT 扫描序列等。②去除颈部饰物和衣领上不透 X 线的物品。③摆喉扫描体位:患者仰卧于扫描床上,头枕于扫描床上,下颌微昂,上肢置于躯干两侧。矢状定位线与人体正中轴重合,水平定位线平行颈静脉切迹,冠状定位线平颈前 1/3(与图 3-2-1 相同)。④进入喉 CT 检查界面,头先进,根据扫描目的不同选择扫描序列,扫描定位像,确定 sFOV(与图 3-2-2 相同),把喉软组织包在 sFOV 内,选用螺旋扫描序列,层厚和层间距一般为 2～3mm,螺距≤1mm,必要时 2mm 重建。确定扫描界面的各种信息无误后,选择扫描范围进行层扫,扫描时发 E 的声音,从第 4 颈椎扫至环状软骨下缘,如果发现病灶未扫完还要加扫。⑤窗宽、窗位:软组织窗宽为 350～450Hu,窗位为 35～50Hu;骨窗窗宽为 1500～2500Hu,窗位为 400～700Hu。⑥发现占位性病变时加增强扫描,增强扫描多使用非离子对比剂,剂量为 80～100ml,使用高压注射器静脉团注,流率 3ml/s 左右,扫动脉期和静脉期。⑦将需用的检查影像信息传输到 PACS。⑧排版和打印胶片,喉只打印软组织窗,发现骨质破坏打骨窗(图 3-2-4)。

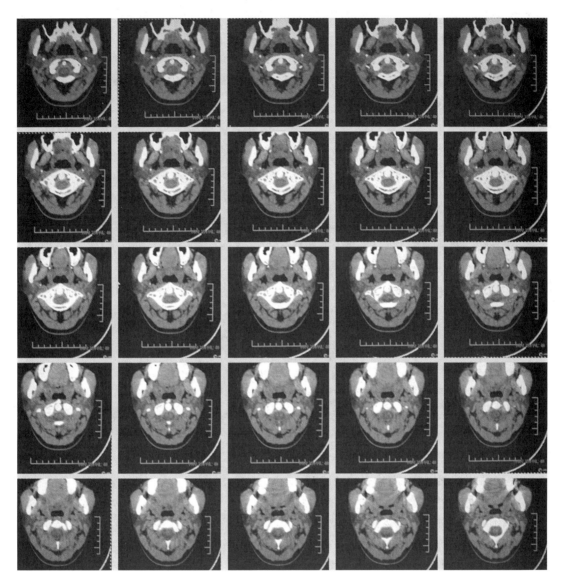

图 3-2-4 喉 CT 扫描影像图

【喉 CT 扫描实训报告】

班级： 姓名： 分数：

1. 喉 CT 扫描操作基本步骤有哪些?

2. 喉 CT 扫描的常用基线是什么?

3. 什么扫描层厚能够清楚显示喉室和声带?

4. 认识喉照片中解剖名称。

答：

练习题

一、名词解释

1. 层厚

2. 垂直轴

3. 平扫

4. 增强扫描

二、填空题

喉咽部 CT 扫描范围从（　　　）扫至（　　　），扫描时应（　　　）呼吸。

三、单选题

1. 关于喉咽部 CT 扫描检查错误的是（　　　）

A. 被检者仰卧于检查床中间，颈部尽量与床面平行

B. 侧位定位像扫描

C. 扫描范围从舌骨扫至环状软骨下缘

D. 扫描时应平静呼吸并降低呼吸幅度

E. 扫描层厚多采用 10mm

2. 下面选项中，吞咽动作对其 CT 扫描检查影响较大的是（　　　）

A. 鼻咽部　　　　　　　　B. 喉咽部　　　　　　　　C. 喉

D. 颈椎间盘　　　　　　　E. 以上均不对

3. 关于甲状腺 CT 检查扫描范围正确的是（　　　）

A. 从 C_6 扫至 T_1 下缘　　　　　B. 从 C_3 扫至 C_7 下缘

C. 从 C_1 扫至 C_7 下缘　　　　　D. 从舌骨扫至环状软骨下缘

E. 从舌骨下缘至主动脉弓上缘

4. 关于甲状腺肿物 CT 检查的描述，不正确的是（　　　）

A. 确定肿瘤性与非肿瘤性病变非常困难

B. 不能鉴别肿瘤的良恶性

C. 不能确定肿瘤的范围

D. 增强扫描有助于病变检出

E. 判断有无淋巴结转移

5. 甲状腺 CT 扫描范围是（　　　）

A. 从舌骨下缘至主动脉弓　　　　B. 舌骨到上纵隔

C. 下颌骨到主动脉弓　　　　　　D. 口咽部到胸廓入口

E. 会厌到胸廓入口

6. 喉部常规扫描，正确的方式是（　　　）

A. 呼气后屏气扫描　　　　　　　B. 平静呼吸状态扫描

C. 鼓气时扫描　　　　　　　　　D. 发"E"声情况时扫描

E. 吸气后屏气扫描

7. 关于喉咽部 CT 扫描技术的描述，错误的是（　　　）

A. 采用软组织模式连续扫描

B. 采用侧向定位像，层厚、层距 2～3mm

C. 仰卧,头后仰使颈部与床面保持平行

D. 扫描范围从舌骨平面至主动脉弓上缘

E. 扫描基线与喉室平行,使扫描线与椎间隙平行

8. 关于喉部 CT 扫描,错误的叙述是(　　　)

A. 主要用于检查喉部恶性肿瘤

B. 扫描时要求患者做吞咽动作

C. 在侧位定位片上确定扫描范围及基线

D. 喉部只能进行横断扫描

E. 图像显示一般用软组织窗,必要时用骨窗

四、多选题

1. 关于喉咽部 CT 扫描检查正确的是(　　　)

A. 被检者仰卧于检查床中间,颈部尽量与床面平行

B. 侧位定位像扫描

C. 扫描范围从舌骨扫至环状软骨下缘

D. 扫描时应平静呼吸并降低呼吸幅度

E. 扫描层厚多采用 10mm

2. 下面选项中,吞咽动作对其 CT 扫描检查影响不大的是(　　　)

　A. 鼻咽部　　　　　　　B. 喉咽部　　　　　　　C. 颌面部

　D. 颈椎间盘　　　　　　E. 腰椎间盘

3. 关于甲状腺 CT 检查扫描范围不正确的是(　　　)

A. 从 C_6 扫至 T_1 下缘　　　B. 从 C_3 扫至 C_7 下缘

C. 从 C_1 扫至 C_7 下缘　　　D. 从舌骨扫至环状软骨下缘

E. 从舌骨下缘至主动脉弓上缘

4. 关于甲状腺肿物 CT 检查的描述,正确的是(　　　)

A. 确定肿瘤性与非肿瘤性病变非常困难

B. 不能鉴别肿瘤的良恶性

C. 不能确定肿瘤的范围

D. 增强扫描有助于病变检出

E. 判断有无淋巴结转移

5. 甲状腺 CT 扫描范围不正确的是(　　　)

　A. 从舌骨下缘至主动脉弓　　B. 舌骨到上纵隔　　　C. 下颌骨到主动脉弓

　D. 口咽部到胸廓入口　　　　E. 会厌到胸廓入口

6. 喉部常规扫描,不正确的屏气方式是(　　　)

　A. 呼气后屏气扫描　　　　　B. 平静呼吸状态扫描

　C. 鼓气时扫描　　　　　　　D. 发"E"声情况下扫描

　E. 吸气后屏气扫描

7. 关于喉咽部 CT 扫描技术的描述,正确的是(　　　)

A. 采用软组织模式连续扫描

B. 采用侧向定位片,层厚、层距 2 ~ 3mm

C. 仰卧、头后仰使颈部与床面保持平行

D. 扫描范围从舌骨平面至主动脉弓上缘

E. 扫描基线与喉室平行,使扫描线与椎间隙平行

五、简答题

1. 简述喉部 CT 轴位扫描体位。

2. 简述甲状腺 CT 轴位扫描体位。

六、问答题

1. 试述喉部 CT 轴位扫描操作技术。

2. 试述甲状腺 CT 轴位扫描操作技术。

子项目三　胸部 CT 扫描

实训　胸部 CT 扫描

【实训目标】

在熟悉胸部 CT 扫描前的准备工作、CT 扫描常用体位、扫描基线、扫描方法、照片排版与打印的情况下。学生在带教老师指导下练习胸部 CT 扫描方法,最终学会和掌握胸部 CT 扫描常用的操作方法。

【实训器材】

螺旋 CT 或非螺旋 CT 机,热敏打印机或激光打印机,胶片。

【实训步骤】

1. 复习总结　在复习胸部 CT 扫描检查理论的基础上,对胸部 CT 扫描检查的操作流程进行认真的归纳、总结,由带教老师指导和实训小组长协助下,学生穿戴工作服进行实训。

2. 案例引入　男性患者,43 岁,抽烟史 20 余年,每天 40 多支,近期消瘦,咳痰带血丝,胸闷。临床医师疑诊断为肺占位性病变,送影像科检查,作为影像科技师应如何进行 CT 扫描?

3. CT 检查前的准备　①温度 10～30℃;②相对湿度 30%～75%;③电源电压、频率稳定性;④每天 CT 开机后空气校正,CT 球管温度低于 10% 时要预热球管;⑤胸部 CT 扫描前要训练呼吸和屏气。

4. 操作注意事项　①警告和报警提示;②安全活动范围;③辐射防护。

5. 胸部 CT 扫描基本操作步骤　①录入被检者的基本信息:如姓名、性别、年龄、ID 号,选择 CT 扫描序列等。②去除胸部饰物和金属物品。③摆胸部扫描体位:患者仰卧于扫描床上,头枕于头托上,双上肢抱头。矢状定位线与人体正中线重合,水平定位线平颈静脉切迹,冠状定位线平腋中线(图 3-3-1)。④进入胸部 CT 检查部位界面,头先进,根据扫描目的不同选择扫描序列和确定 sFOV(图 3-3-2),胸部软组织包括在 sFOV 内,使用螺旋扫描序列,确定扫描界面各种信息无误后,选择扫描范围进行轴扫,屏气扫描,层厚和层间距一般为 3～10mm,螺距≤1mm,发现小病灶进行 1～2mm 薄层重建。⑤窗宽、窗位:纵隔窗宽为 300～400Hu,窗位为 30～40Hu;肺窗窗宽为 1700～2000Hu,窗位为 -700～-900Hu;骨窗窗宽为 1000～1400Hu,窗位为 300～500Hu。⑥发现占位性病变加增强 CT 扫描,增强 CT 扫描多使

用非离子对比剂,剂量约为 80～100ml,使用高压注射器静脉团注,流率 3ml/s 左右,扫动脉期和静脉期,必要时扫描延迟增强扫描。⑦肺间质性病变使用 HRCT 扫描序列扫描,屏气扫描,从肺尖扫至肺底的肋膈角处。⑧将需用的检查影像信息传输到 PACS。⑨使用胶片打印机打印胶片,胸部打印肺窗和纵隔窗(图 3-3-3)。

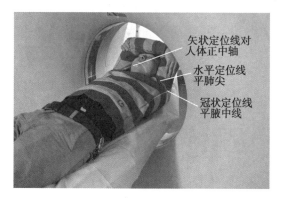

图 3-3-1 胸部 CT 扫描体位和扫描定位线

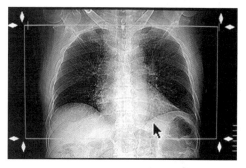

图 3-3-2 胸部 CT 扫描 sFOV 影像图

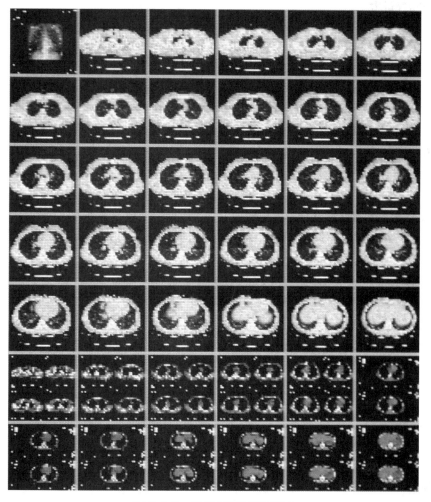

图 3-3-3 胸部 CT 扫描影像图

【胸部 CT 扫描实训报告】

班级： 姓名： 分数：

1. 胸部 CT 扫描操作基本步骤有哪些？

2. 胸部 CT 扫描的 sFOV 包括胸部哪些范围？

3. 为什么胸部 CT 扫描要观察肺窗和纵隔窗？

4. 认识胸部照片中解剖名称。

5. 胸部 CT 扫描增强扫描要扫动脉期和静脉期，为什么？

6. 肺间质性病变使用什么 CT 扫描序列？

答：

练习题

一、名词解释

1. 空间分辨力

2. 密度分辨力

3. 部分容积效应

4. HRCT

二、填空题

1. 对肺部分布较广泛的间质性病变和支气管扩张，采用使用（　　）扫描，使用（　　）算法进行图像重建。

2. 胸部 CT 扫描的窗宽和窗位分别是：软组织窗宽（　　）Hu，窗位（　　）Hu；肺窗窗宽（　　）Hu，窗位（　　）；骨窗窗宽（　　）Hu，窗位（　　）Hu。

三、单选题

1. 关于胸部 CT 检查方法，下列描述中错误的是（　　）

A. 被检者一般仰卧于检查床上

B. 先进行正位定位像扫描

C. 层厚多采用 3～10mm 之间

D. 螺旋扫描

E. 胸部 CT 扫描图像一般只要纵隔窗

2. 下面对肺动脉栓塞病变 CT 检查描述错误的是（　　）

A. 必须是螺旋强化扫描

B. 扫描层厚采用 3～5mm

C. 增强扫描对比剂用量 100ml，注射速度 3.5ml/s

D. 起始扫描时间在 16～21s 之间

E. 平扫

3. 支气管扩张的最佳 CT 检查方法是（　　）

A. 增强扫描 B. 灌注扫描

C. 螺旋扫描 D. HRCT

E. 加层扫描

4. 肺窗窗宽、窗位下列正确的是(　　　)

A. 肺窗窗宽采用 1700 ~ 2000Hu 之间,窗位在 − 700 ~ − 900Hu 之间

B. 肺窗窗宽采用 200 ~ 300Hu 之间,窗位在 30 ~ 50Hu 之间

C. 肺窗窗宽采用 1500 ~ 3000Hu 之间,窗位在 300 ~ 500Hu 之间

D. 肺窗窗宽采用 3000 ~ 4000Hu 之间,窗位在 300 ~ 600Hu 之间

E. 肺窗窗宽采用 250 ~ 400Hu 之间,窗位在 30 ~ 50Hu 之间

5. 对冠状动脉 CT 扫描检查叙述错误的是(　　　)

A. 被检者心率应在 65 次/分以下

B. 检查过程中,应绝对保持屏气状态

C. 对比剂注射速率一般为 4 ~ 5ml/s

D. 一般最佳重建相位在 50% ~ 75% 之间

E. 扫描层厚一般选用 3 ~ 5mm

6. 下列选项中,CT 扫描的窗宽设置最大的部位是(　　　)

A. 肺　　　　　　　　　B. 颈椎间盘　　　　　　　C. 肝脏

D. 前列腺　　　　　　　E. 肾脏

7. 对屏气要求最严格的检查部位是(　　　)

A. 肺　　　　　　　　　B. 肝　　　　　　　　　　C. 冠状动脉

D. 盆腔　　　　　　　　E. 肾上腺

四、多选题

1. 胸部 CT 扫描技术正确的是(　　　　　　)

A. 被检者仰卧于检查床上

B. 身体正中矢状面与床面中线重合

C. 扫描范围从肺尖部至肺底

D. 扫描层厚多采用 5 ~ 10mm 之间

E. 图像重建一般采用高分辨算法

2. 肺部高分辨力 CT 的扫描适用于下列肺部疾病中的(　　　　　　)

A. 肺部的间质病变　　　　　B. 支气管扩张

C. 肺泡病变　　　　　　　　D. 纵隔病变

E. 胸膜病变

3. 确定冠状动脉 CT 扫描延迟时间的方法有(　　　　　　)

A. 小剂量团注试验　　　　　B. 对比剂密度自动跟踪技术

C. 采用固定时间的方法　　　D. 双期扫描法

E. 多期扫描法

五、简答题

1. 胸部 CT 检查的适应证有哪些?

2. 冠状动脉 CT 扫描的适应证有哪些?

六、问答题

试述胸部 CT 扫描技术。

子项目四　腹部和盆腔 CT 扫描

实训一　上腹部 CT 扫描

【实训目标】

在熟悉腹部 CT 扫描前的准备工作、CT 扫描常用体位、扫描基线、扫描方法、照片排版与打印的情况下。学生在带教老师指导下练习腹部 CT 扫描方法,最终学会和掌握腹部 CT 扫描常用的操作方法。

【实训器材】

螺旋 CT 或非螺旋 CT 机,热敏打印机或激光打印机,胶片。

【实训步骤】

1. 复习总结　在复习腹部 CT 扫描检查理论的基础上,对腹部 CT 扫描检查的操作流程进行认真的归纳、总结,由带教老师指导学生穿戴工作服进行实训。

2. 案例引入　男性患者,40 岁,乙肝病毒携带者 20 余年,有嗜酒爱好,近期消瘦,肝区疼痛。临床医师疑诊断为肝占位性病变。送影像科检查,作为影像科技师应如何进行 CT 扫描?

3. CT 检查前的准备　①温度 10 ~ 30℃;②相对湿度 30% ~ 75%;③电源电压、频率稳定性;④每天 CT 开机后空气校正,CT 球管温度低于 10% 时要预热球管;⑤腹部 CT 扫描前要口服清水或 1% 的碘水 300 ~ 500ml 充盈胃和十二指肠,训练呼吸和屏气。

4. 操作注意事项　①警告和报警提示;②安全活动范围;③辐射防护。

5. 腹部 CT 扫描基本操作步骤　①录入被检者的基本信息:如姓名、性别、年龄、ID 号,选择腹部 CT 扫描序列等。②去除腹部金属物品。③摆腹部扫描体位:患者仰卧于扫描床上,头枕于头托上,上肢抱头。矢状定位线与人体正中线重合,水平定位线平第 4 前肋,冠状定位线平腋中线(图 3-4-1)。④进入腹部 CT 检查部位界面,头先进,根据扫描目的不同选择扫描序列,扫 sFOV,把腹部软组织包括在 sFOV 内(图 3-4-2),选用螺旋 CT 扫描序列,层厚 3 ~ 8mm,多层螺旋 CT 层厚≤5mm,螺距≤1mm。确定扫描界面各种信息无误后,选择扫描范围进行层扫,上腹部 CT 扫描从肝顶至肝右叶下缘结束,主要观察肝、胆、胰、脾、上半部胃和

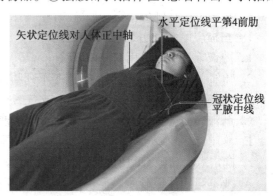

图 3-4-1　腹部 CT 扫描体位和扫描定位线

肾上腺及上半部肾。中腹部 CT 扫描从肋骨下缘扫至髂嵴,用于观察下半部的胃、肾和肾上腺及输尿管。⑤窗宽、窗位:软组织窗宽为 250 ~ 300Hu,窗位为 30 ~ 60Hu;骨窗窗宽为 2000 ~ 3000Hu,窗位为 200 ~ 400Hu。⑥发现占位性病变时加增强扫描,增强扫描多使用非离子对比剂,剂量为 80 ~ 100ml,使用高压注射器静脉团注,流率 3ml/s 左右,扫动脉期、静脉期和延迟期。⑦将需用的检查影像信息传输到 PACS。⑧使用胶片打印机打印胶片,腹部只打印软组织窗(图 3-4-3)。

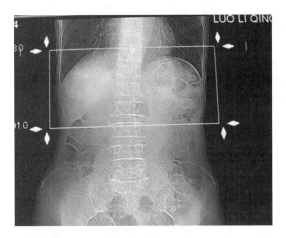

图 3-4-2　腹部 CT 扫描 sFOV 影像图

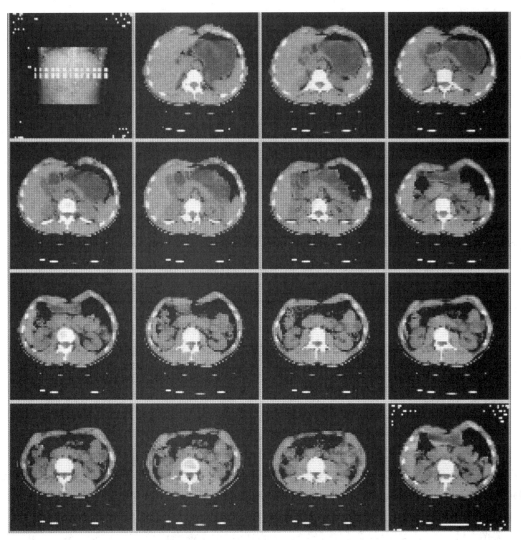

图 3-4-3　腹部 CT 扫描影像图

【腹部 CT 扫描实训报告】

班级：　　　　　姓名：　　　　　　　分数：

1. 腹部 CT 扫描操作基本步骤有哪些？

2. 腹部 CT 扫描的常用基线是什么？

3. 腹部 CT 扫描主要检查什么器官？

4. 认识腹部照片中解剖名称。

5. 肝、胰增强 CT 扫描一般使用几期增强扫描？

答：

实训二　盆腔 CT 扫描

【实训目标】

在熟悉盆腔 CT 扫描前的准备工作、CT 扫描常用体位、扫描基线、扫描方法、照片排版与打印的情况下。学生在带教老师指导下练习盆腔 CT 扫描方法，最终学会和掌握盆腔 CT 扫描常用的操作方法。

【实训器材】

螺旋 CT 或非螺旋 CT 机,热敏打印机或激光打印机,胶片。

【实训步骤】

1. 复习总结　在复习盆腔 CT 扫描检查理论的基础上,对盆腔 CT 扫描检查的操作流程进行认真的归纳、总结,在带教老师指导下和实训小组长协助下,学生穿戴工作服进行实训。

2. 案例引入　女性患者,46 岁,最近月经不规律,白带不正常,小腹疼痛,妇产科医师检查盆腔包块。临床医师疑诊断为子宫占位性病变,送影像科检查,作为影像科技师应如何进行 CT 扫描?

3. CT 检查前的准备　①温度 10 ~ 30℃;②相对湿度 30% ~ 75%;③电源电压、频率稳定性;④每天 CT 开机后空气校正,CT 球管温度低于 10% 时要预热球管;⑤盆腔 CT 扫描前要口服 800 ~ 1000ml 水充盈肠管和膀胱,已婚者插阴道塞,训练呼吸和屏气。

4. 操作注意事项　①警告和报警提示;②安全活动范围;③辐射防护。

5. 盆腔 CT 扫描基本操作步骤　①录入被检者的基本信息:如姓名、性别、年龄、ID 号,选择 CT 扫描序列等。②去除盆腔金属物品。③摆盆腔扫描体位:患者仰卧于扫描床上,头枕于头托上,双上肢抱头。矢状定位线与人体正中线重合,水平定位线平髂嵴,冠状定位线平腋中线(图 3-4-4)。④进入盆腔 CT 检查部位界面,头先进,根据扫描目的不同选择扫描序列,扫描定位像,确定 sFOV,把盆腔软组织包括在 sFOV 内(图 3-4-5),选用螺旋 CT 扫描序列,层厚和层间距一般为 5 ~ 10mm,螺距≤1mm。确定扫描界面各种信息无误后,选择扫描范围进行层扫,盆腔 CT 扫描从髂嵴扫至外阴结束。⑤窗宽、窗位:软组织窗宽为 250 ~ 350Hu,窗位为 30 ~ 60Hu;骨窗窗宽为 2000 ~ 3000Hu,窗位为 200 ~ 400Hu。⑥发现占位性病变加增强扫描,增强扫描多使用非离子对比剂,剂量为 80 ~ 100ml,使用高压注射器静脉团注,流率3ml/s 左右,扫动脉期和静脉期。⑦将需用的检查影像信息传输到 PACS。⑧打印胶片,盆腔打软组织窗 CT 片,必要时打骨窗 CT 片(图 3-4-6)。

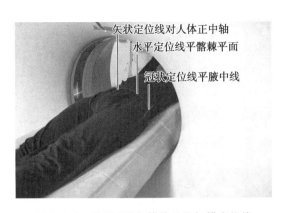

矢状定位线对人体正中轴

水平定位线平髂棘平面

冠状定位线平腋中线

图 3-4-4　盆腔 CT 扫描体位和扫描定位线

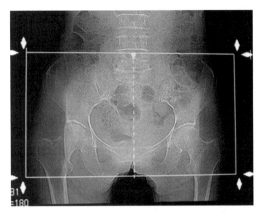

图 3-4-5　盆腔 CT 扫描 sFOV 影像图

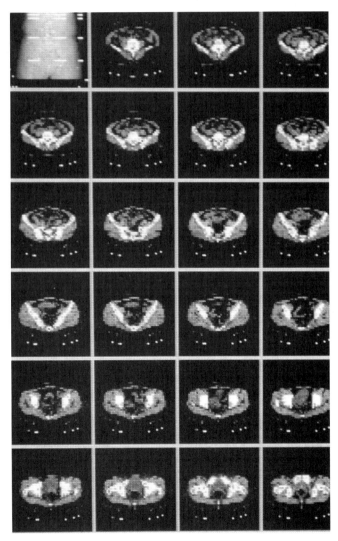

图 3-4-6　盆腔 CT 扫描影像图

【盆腔 CT 扫描实训报告】

班级：　　　　　姓名：　　　　　　　　分数：

1. 盆腔 CT 扫描操作基本步骤有哪些？

2. 盆腔 CT 扫描的常用基线是什么？

3. 盆腔 CT 扫描主要检查什么器官？

4. 认识盆腔照片中解剖名称。

答：

练习题

一、名词解释

1. 三期 CT 增强扫描

2. 膈肌角

3. Douglas 腔

4. 膀胱精囊三角

5. 团注

二、填空题

1. 怀疑结石者需行腹部 CT(　　　)，扫描前应饮用(　　　)。

2. 膀胱内随体位改变而变动的病变可能为(　　　)、(　　　)。

三、单选题

1. 肝脏扫描范围一般是(　　　)

A. 从膈面至肝右叶下缘　　　　　B. 从右侧肋膈角至髂前上棘

C. 从剑突至耻骨联合下缘　　　　D. 从肝门至肾上极

E. 从第 12 胸椎下缘至第 3 腰椎下缘

2. 肝脏增强扫描对比剂注射方法一般是(　　　)

A. 静脉团注法　　　　　　B. 点滴灌注法　　　　　　C. 多次大剂量快速注射法

D. 点滴大量快注法　　　　E. 大量快注滴注法

3. 采用注射速率为 2.5～3ml/s 静脉团注法时，肝脏动脉期扫描时间为(　　　)

A. 在开始注入对比剂后 55～65s 的时间内

B. 在开始注入对比剂后 25～30s 的时间内

C. 在开始注射对比剂后的 300s 时

D. 在注射完对比剂后 55～65s 的时间内

E. 在注射完对比剂后 25～30s 的时间内

四、多选题

1. 对肝脏 CT 扫描检查叙述正确的是(　　　)

A. 检查前 6 小时应禁食

B. 扫描前要口服 1%～2% 的含碘对比剂 500～800ml

C. 扫描层厚一般采用 5～10mm 之间

D. 图像重建采用高分辨算法

E. 检查时被检者可平静缓慢呼吸

2. 对肝脏增强 CT 扫描检查叙述正确的是(　　　　　)

A. 一般采用静脉团注法

B. 一次注射 80 ~ 100ml 的含碘对比剂

C. 注射速率多采用 2.5 ~ 3ml/s 之间

D. 肝脏强化扫描多用三期扫描法

E. 扫描层厚一般选用 1mm

3. 胰腺 CT 检查的适应证有(　　　　　)

A. 急性胰腺炎　　　　　　　　B. 慢性胰腺炎

C. 胰腺占位性病变　　　　　　D. 胰腺外伤

E. 胰腺穿刺活检定位

4. 肾动脉血管成像检查方法正确的是(　　　　　)

A. 对比剂的总量为 90 ~ 100ml

B. 注射速率为 3.5ml/s

C. 肾动脉的扫描时间在 20 ~ 22s 之间

D. 扫描层厚一般选用 10mm

E. 采用螺旋扫描

5. 对 CT 仿真内镜描述错误的是(　　　　　)

A. 能显示管腔内黏膜和病变的真实颜色

B. 能诊断黏膜的炎性病变

C. 能对肠腔内的肿瘤、息肉和残留粪便的进行区别

D. 能发现平缓隆起的病变

E. 能到达纤维内镜不能到达的狭窄管腔

6. CT 检查前须口服碘水对比剂(或清水)的部位或器官是(　　　　　)

A. 肺部　　　　　　　　B. 肝脏　　　　　　　　C. 胰腺

D. 盆腔　　　　　　　　E. 肾上腺

7. 进行双期或多期扫描的增强部位或器官是(　　　　　)

A. 颅脑　　　　　　　　B. 肺部　　　　　　　　C. 肝脏

D. 肾脏　　　　　　　　E. 胰腺

8. 肠腔内镜的 CT 扫描准备工作包括(　　　　　)

A. 检查前连续 2 天采用无渣饮食

B. 检查前一天晚餐后禁食

C. 扫描前空腹 4 ~ 6 小时

D. 清洁肠道

E. 扫描前口服 1% ~ 2% 碘水对比剂 300 ~ 500ml

五、简答题

1. 简述螺旋 CT 肝脏血管成像的检查方法。

2. 简述肠腔内镜的 CT 扫描技术。

3. 简述肝增强 CT 扫描技术及其临床应用。

六、问答题

肝癌和胰腺癌CT增强扫描强化曲线有什么不同？为什么？

子项目五　脊椎和骨关节CT扫描

实训一　颈椎间盘CT扫描

【实训目标】

在熟悉颈椎间盘CT扫描前的准备工作、CT扫描常用体位、扫描基线、扫描方法、照片排版与打印的情况下，学生在带教老师指导下练习颈椎间盘CT扫描方法，最终学会颈椎间盘CT扫描常用的操作方法。

【实训器材】

螺旋CT或非螺旋CT机，热敏打印机或激光打印机，胶片。

【实训步骤】

1. 复习总结　在复习颈椎间盘CT扫描检查理论的基础上，对颈椎间盘CT扫描检查的操作流程进行认真的归纳、总结，由带教老师指导和实训小组长协助下，学生穿戴工作服进行实训。

2. 案例引入　男性患者，45岁，肥胖，近日颈痛伴臂丛神经疼痛，上肢麻木。临床医师疑诊断为颈椎病，送影像科检查，作为影像科技师应如何进行CT扫描？

3. CT检查前的准备　①温度10～30℃；②相对湿度30%～75%；③电源电压、频率稳定性；④每天CT开机后空气校正，CT球管温度低于10%时要预热球管。

4. 操作注意事项　①警告和报警提示；②安全活动范围；③辐射防护。

5. 颈椎间盘CT扫描基本操作步骤　①录入被检者的基本信息：如姓名、性别、年龄、ID号，选择颈椎间盘CT扫描序列等。②去除颈部饰物和金属物品。③摆颈椎间盘扫描体位：患者仰卧于扫描床上，头枕于扫描床上，下颌微昂，上肢靠近躯干，尽量下移，颈部尽量拉直。矢状定位线与人体正中线重合，水平定位线平颈静脉切迹，冠状定位线平颈后1/3（图3-5-1）。④进入颈椎间盘CT检查部位界面，头先进，选用CT层扫序列，扫描定位像，从C_3扫至C_7结束，确定sFOV。调整椎间盘扫描定位线，使扫描定位基线与椎间隙平行（图3-5-2），采用靶扫描，把颈椎周围临近的软组织包括在sFOV内，层厚和层间距一般2mm，螺距≤1mm。

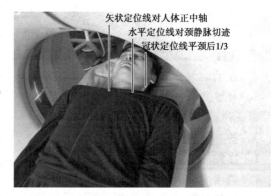

矢状定位线对人体正中轴
水平定位线对颈静脉切迹
冠状定位线平颈后1/3

图3-5-1　颈椎间盘CT扫描体位和扫描定位线

确定扫描界面各种信息无误后，一般选择$C_{4/5}$、$C_{5/6}$、$C_{6/7}$椎间盘进行扫描，也有少数扫$C_{2/3}$、$C_{3/4}$、$C_{4/5}$、$C_{5/6}$、$C_{6/7}$椎间盘的。⑤窗宽、窗位：软组织窗宽为350～450Hu，窗位为35～50Hu；骨窗窗宽为1500～2500Hu，窗位为400～700Hu。⑥将需用的检查影像信息传输到PACS。⑦使用胶片打印机打印胶片，打印软组织窗和骨窗图像（图3-5-3）。

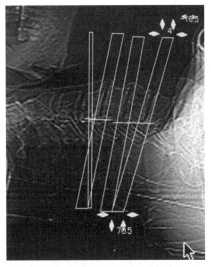

图 3-5-2　颈椎间盘 CT 扫描 sFOV 影像图

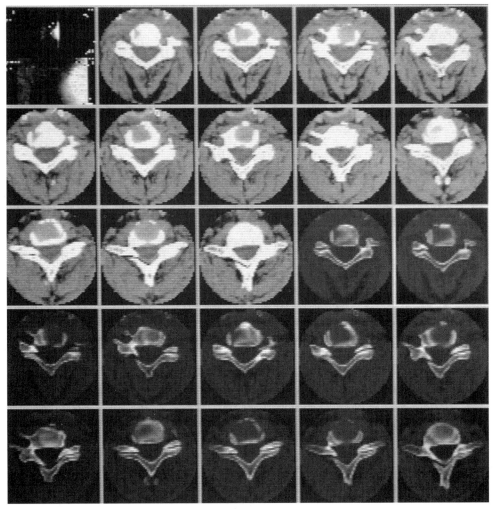

图 3-5-3　颈椎间盘 CT 扫描影像图

【颈椎间盘CT扫描实训报告】

班级：　　　　　　姓名：　　　　　　分数：

1. 颈椎间盘CT扫描操作基本步骤有哪些？

2. 颈椎间盘CT扫描一般扫哪几个椎间盘？

3. 使用什么扫描基线能够清楚的显示颈椎间盘结构？

4. 认识颈椎间盘照片中解剖名称。

答：

实训二　腰椎间盘CT扫描

【实训目标】

在熟悉腰椎间盘CT扫描前的准备工作、CT扫描常用体位、扫描基线、扫描方法、照片排版与打印的情况下，在带教老师指导下学生练习腰椎间盘CT扫描方法，最终学会和掌握腰椎间盘CT扫描常用的操作方法。

【实训器材】

螺旋CT或非螺旋CT机，热敏打印机或激光打印机，胶片。

【实训步骤】

1. 复习总结　在复习腰椎间盘CT扫描检查理论的基础上，对腰椎间盘CT扫描检查的操作流程进行认真的归纳、总结，在带教老师指导和实训小组长协助下，学生穿戴工作服进行实训。

2. 案例引入　男性患者，48岁，肥胖，近日腰疼伴坐骨神经痛。临床医师疑诊断为椎间盘突出，送影像科检查，作为影像科技师应如何进行CT扫描？

3. CT检查前的准备　①温度10～30℃；②相对湿度30%～75%；③电源电压、频率稳定性；④每天CT开机后空气校正，CT球管温度低于10%时要预热球管。

4. 操作注意事项　①警告和报警提示；②安全活动范围；③辐射防护。

5. 腰椎间盘CT扫描基本操作步骤　①录入被检者的基本信息：如姓名、性别、年龄、ID号，选择CT扫描序列等。②去除腰部皮带和带有金属的物品。③摆腰椎间盘扫描体位：患者仰卧于扫描床上，头枕于头托上，上肢抱头。矢状定位线与人体正中线重合，水平定位线平剑突，冠状定位线平腋后线（图3-5-4）。④进入腰椎间盘CT检查部位界面，头先进，选择腰椎间盘扫描序列，扫描定位像，一般从L_3扫至S_1结束，确定sFOV。调整椎间盘扫描定位线，使扫描定位基线与腰椎间隙平行（图3-5-5），采用靶扫描，把腰椎邻近的软组织包括在sFOV内。确定扫描界面各种信息无误后，层厚和层间距一般2～3mm，螺距≤1mm。一般选择$L_{3/4}$、$L_{4/5}$、L_5/S_1椎间盘进行扫描，也有医院扫$L_{1/2}$、$L_{2/3}$、$L_{3/4}$、$L_{4/5}$、L_5/S_1椎间盘的。⑤窗宽、窗位：软组织窗宽为300～450Hu，窗位为30～60Hu；骨窗窗宽为2000～3000Hu，窗位为200～400Hu。⑥将需用的检查影像信息传输到PACS。⑦使用胶片打印机打印胶片，腰椎间盘只打印软组织窗和骨窗图像（图3-5-6）。

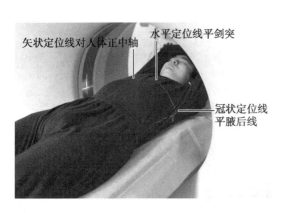

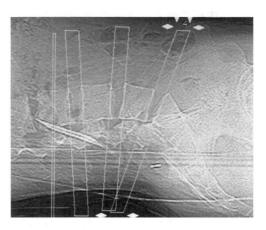

图 3-5-4　腰椎间盘 CT 扫描体位和扫描定位线　　图 3-5-5　腰椎间盘 CT 扫描 sFOV 影像图

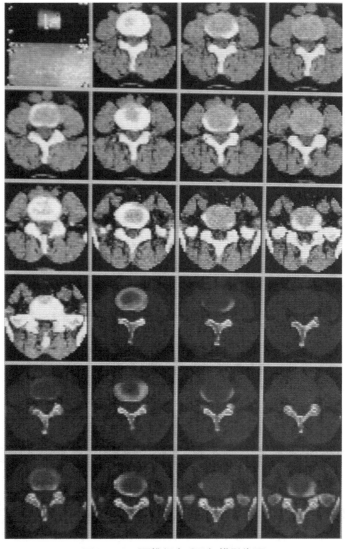

图 3-5-6　腰椎间盘 CT 扫描影像图

【腰椎间盘 CT 扫描实训报告】

班级：　　　　　　姓名：　　　　　　分数：

1. 腰椎间盘 CT 扫描操作基本步骤有哪些？

2. 腰椎间盘 CT 扫描一般一次扫几个椎间盘？

3. 使用什么扫描基线能够清楚的显示腰椎间盘结构？

4. 认识腰椎间盘照片中解剖名称。

答：

实训三　椎体 CT 扫描

【实训目标】

椎体 CT 用于椎体骨折和肿瘤及感染性病变,在熟悉椎体 CT 扫描前的准备工作、CT 扫描常用体位、扫描基线、扫描方法、照片排版与打印的情况下,学生在带教老师指导下练习椎体 CT 扫描方法,最终学会椎体 CT 扫描常用的操作方法。

【实训器材】

螺旋 CT 或非螺旋 CT 机,热敏打印机或激光打印机,胶片。

【实训步骤】

1. 复习总结　在复习椎体 CT 扫描检查理论的基础上,对椎体 CT 扫描检查的操作流程进行认真的归纳、总结,在带教老师指导下和实训小组长协助下,学生穿戴工作服进行实训。

2. 案例引入　男性患者,48 岁,腰部外伤,L_1、L_2、L_3 疼明显痛。临床医师疑诊断为腰椎骨折,送影像科检查,作为影像科技师应如何进行 CT 扫描？

3. CT 检查前的准备　①温度 10 ~ 30℃；②相对湿度 30% ~ 75%；③电源电压、频率稳定性；④每天 CT 开机后空气校正,CT 球管温度低于 10% 时要预热球管。

4. 操作注意事项　①警告和报警提示；②安全活动范围；③辐射防护。

5. 椎体 CT 扫描基本操作步骤　①录入被检者的基本信息:如姓名、性别、年龄、ID 号,选择椎体 CT 扫描计划等。②去除被检部位带有金属的物品。③摆椎体扫描体位:患者仰卧于扫描床上,头枕于头托上,上肢抱头。矢状定位线与人体正中轴重合,水平定位线平预扫的上一个椎体,冠状定位线平腋后线(与图 3-5-4 相同)。④进入椎体 CT 检查部位界面,头先进。选择椎体扫描序列,使用螺旋扫描,扫描定位像,确定 sFOV,一般椎体扫描一次扫覆盖 3 ~ 4 个椎体。从被检部位的上一个椎体扫至第 4 个椎体结束,调整椎体扫描定位线,腰椎周围的软组织包括在 sFOV 内(图 3-5-7 相同)。

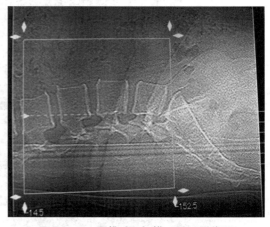

图 3-5-7　腰椎 CT 扫描 sFOV 影像图

采用靶扫描,确定扫描界面各种信息无误后,层厚和层间距一般2mm,螺距≤1mm。⑤窗宽、窗位:软组织窗宽为300～450Hu,窗位为30～60Hu;骨窗窗宽为2000～3000Hu,窗位为200～400Hu。⑥将需用的检查影像信息传输到PACS。⑦使用胶片打印机打印胶片,椎体扫描打印骨窗和软组织窗(图3-5-8)。

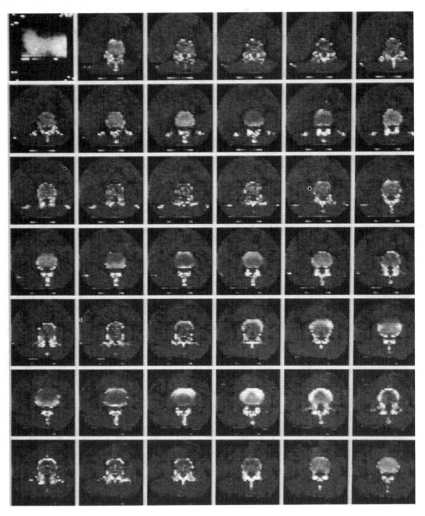

图3-5-8　腰椎椎体CT扫描影像图

【椎体CT扫描实训报告】

班级:　　　　　　　姓名:　　　　　　　　分数:

1. 椎体CT扫描操作基本步骤有哪些?

2. 椎体CT扫描一般扫哪几个椎体?

3. 什么基线扫描能够清楚显示椎体?

4. 认识椎体照片中解剖名称。

答:

实训四 髋关节 CT 扫描

【实训目标】

髋关节 CT 扫描主要用于股骨头无菌坏死、股骨颈骨折和肿瘤及炎性病变。在熟悉髋关节 CT 扫描前的准备工作、CT 扫描常用体位、扫描基线、扫描方法、照片排版与打印的情况下,在带教老师指导下学生练习髋关节 CT 扫描方法,最终学会髋关节 CT 扫描常用的操作方法。

【实训器材】

螺旋 CT 或非螺旋 CT 机,热敏打印机或激光打印机,胶片。

【实训步骤】

1. 复习总结 在复习髋关节 CT 扫描检查理论的基础上,对髋关节 CT 扫描检查的操作流程进行认真的归纳、总结,由带教老师指导和实训小组长协助下,学生穿戴工作服进行实训。

2. 案例引入 男性患者,46 岁,嗜酒多年,有高血压史多年,左侧髋关节疼痛伴跛行 1 个月。临床医师疑诊断为股骨头无菌坏死,送影像科检查,作为影像科技师应如何进行 CT 扫描?

3. CT 检查前的准备 ①温度 10 ~ 30℃;②相对湿度 30% ~ 75%;③电源电压、频率稳定性;④每天 CT 开机后空气校正,CT 球管温度低于 10% 时要预热球管。

4. 操作注意事项 ①警告和报警提示;②安全活动范围;③辐射防护。

5. 髋关节 CT 扫描基本操作步骤 ①录入被检者的基本信息:如姓名、性别、年龄、ID 号,选择 CT 扫描髋关节序列等。②去除腰部皮带和髋部带有金属的物品。③摆髋关节扫描体位:患者仰卧于扫描床上,可采用头或足先进,扫单侧股骨颈是矢状定位线对被检测股骨颈中点,扫双侧股骨颈时矢状定位线对人体正中线,水平定位线平髋臼上方,冠状定位线平腋中线(图 3-5-9)。④进入髋关节 CT 检查部位界面,选择髋关节扫描序列,扫描定位像,确定 sFOV。把被检测股骨头、股骨颈和周围软组织包在 sFOV(图 3-5-10)内,一般采用靶扫描,确定扫描界面各种信息无误后,从髋关节上方扫至股骨小转子完结束。扫描结束后根据情况,做多平面重建(MPR)和最高密度投影(MIP)的影像后处理,给临床医师最直接解剖影像。层厚和层间距一般 2mm,螺距≤1mm。⑤窗宽、窗位:软组织窗宽为 200 ~ 400Hu,窗位为 20 ~ 40Hu;骨窗窗宽为 2000 ~ 3000Hu,窗位为 100 ~ 400Hu。⑥将需用的检查影像信息传输到 PACS。⑦排版和打印胶片,髋关节打印骨窗和软组织窗照片(图 3-5-11)。

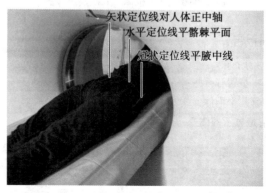

图 3-5-9 髋关节 CT 扫描体位和扫描定位线

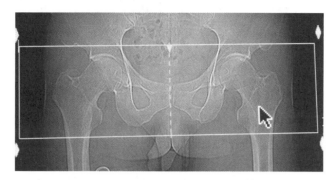

图 3-5-10 髋关节 CT 扫描 sFOV 影像图

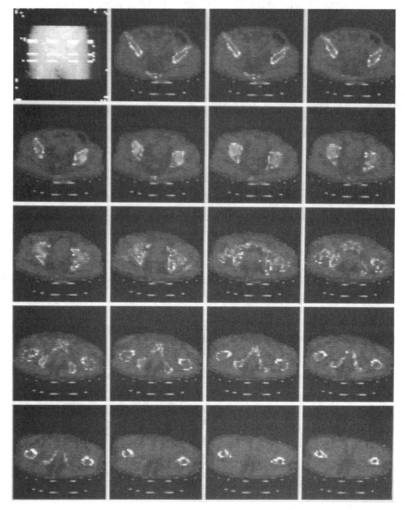

图 3-5-11 髋关节 CT 扫描影像图

【髋关节 CT 扫描实训报告】

班级： 姓名： 分数：

1. 髋关节 CT 扫描操作基本步骤有哪些？

2. 髋关节 CT 扫描常用于什么疾病？

3. 髋关节 CT 扫描 sFOV 如何?

4. 认识髋关节照片中解剖名称。

答:

实训五　膝关节 CT 扫描

【实训目标】

膝关节 CT 扫描主要用于膝关节诸骨骨折和肿瘤及炎性病变。在熟悉膝关节 CT 扫描前的准备工作、CT 扫描常用体位、扫描基线、扫描方法、照片排版与打印的情况下,学生在带教老师指导下练习膝关节 CT 扫描方法,最终学会膝关节 CT 扫描常用的操作方法。

【实训器材】

螺旋 CT 或非螺旋 CT 机台,热敏打印机或激光打印,胶片。

【实训步骤】

1. 复习总结　在复习膝关节 CT 扫描检查理论教学的基础上,对膝关节 CT 扫描检查的操作流程进行认真的复习总结,由带教老师指导和实训小组长协助下,学生穿戴工作服进行实训。

2. 案例引入　男性患者,48 岁,肥胖,近日膝关节疼痛明显,静息疼痛为主。临床医师疑诊断为退行性骨关节病。送影像科检查,作为影像科技师应如何进行 CT 扫描?

3. CT 检查前的准备　①温度 10 ~ 30℃;②相对湿度 30% ~ 75%;③电源电压、频率稳定性;④每天 CT 开机后空气校正,CT 球管温度低于 10% 时要预热球管。

4. 操作注意事项　①警告和报警提示;②安全活动范围;③辐射防护。

5. 膝关节 CT 扫描基本操作步骤　①录入被检者的基本信息:如姓名、性别、年龄、ID 号,选择 CT 扫描序列等。②去除膝关节周围的金属的物品。③摆膝关节扫描体位:患者仰卧于扫描床上,采用足先进。扫单侧膝关节时矢状定位线与被检测膝关节正中轴重合,扫双侧膝关节时矢状定位线对两侧膝关节中点,水平定位线平被检测股骨内外上髁,冠状定位线平膝关节前后的中点(图 3-5-12)。④进入膝关节 CT 检查部位界面,选择膝关节扫描序列,扫描定位像,确定 sFOV。膝关节周围骨和软组织包在 sFOV 内(图 3-5-13),一般采用靶扫描,确定检查扫描界面各种信息无误后,层厚和层间距一般 2mm,螺距≤1mm。从被检测膝关节上方扫至腓骨颈结束。扫描结束后根

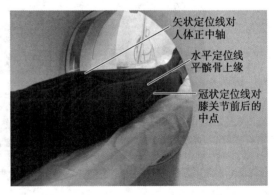

矢状定位线对人体正中轴

水平定位线平髌骨上缘

冠状定位线对膝关节前后的中点

图 3-5-12　膝关节 CT 扫描体位和扫描定位线

据情况,做 MPR 和 MIP 影像后处理,给临床医师最直接解剖影像。⑤软组织窗窗宽为 200 ~ 400Hu,窗位为 20 ~ 40Hu;骨窗窗宽为 2000 ~ 3000Hu,窗位为 100 ~ 400Hu。⑥将需用的检查影像信息传输到 PACS。⑦排版和打印胶片,膝关节打印骨窗和软组织窗照片(图 3-5-14)。

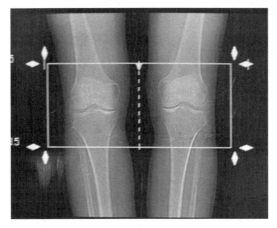

图 3-5-13　膝关节 CT 扫描 sFOV 影像图

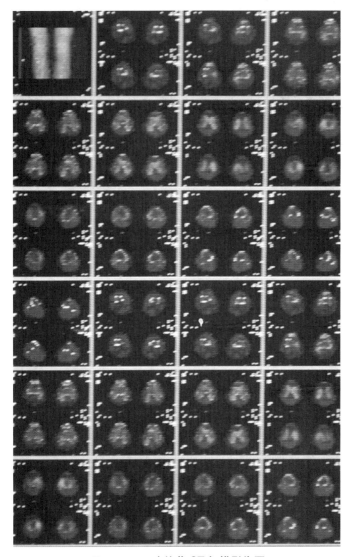

图 3-5-14　膝关节 CT 扫描影像图

【膝关节 CT 扫描实训报告】

班级：　　　　　　姓名：　　　　　　分数：

1. 膝关节 CT 扫描操作基本步骤有哪些？

2. 膝关节 CT 扫描 sFOV 包括什么？

3. 膝关节基线扫描能否清楚显示膝关节？

4. 认识膝关节照片中解剖名称。

答：

练习题

一、名词解释

1. 空间分辨力

2. 薄层扫描

3. 靶扫描

4. 骨窗

二、填空题

1. 多平面重建图像的质量与断面图像的层厚和螺旋扫描的螺距有直接的关系,层厚越( ),螺距越( ),重建图像质量越好。

2. 三维图像重建的方法有( )、( )、( )、( )等。

3. 螺旋 CT 对骨关节的扫描方法可用( )扫描或( )。

三、单选题

1. 四肢骨关节与软组织 CT 扫描显示所用的窗口是( )

A. 骨窗　　　　　　　　　　B. 软组织窗　　　　　　　　C. 肺窗

D. 骨窗和软组织窗　　　　　E. 肺窗和软组织窗

2. 下列关于颈椎间盘扫描叙述错误的是( )

A. 被检者仰卧于扫描床上

B. 两肩部尽量下垂

C. 扫描层厚采用 1~2mm,扫描间隔 1.5~2mm

D. 图像重建采用高分辨力算法

E. 扫描倾斜角度应平行于椎间隙的角度

3. 颈椎 CT 扫描错误的是( )

A. 颈椎外伤一般只扫描椎体,不扫椎间盘

B. 颈椎扫描,头部略垫高使椎间隙与床面平行

C. 椎间盘检查应使机架倾斜与扫描的椎间隙平行

D. 水平定位线平颈静脉切迹,冠状定位线平颈后 1/3

E. 层厚和层间距一般 2mm,螺距≤1mm

4. 腰椎椎管前后径 CT 测量值的正常范围是( )

A. 25~30mm　　　　　　　B. 15~25mm　　　　　　　C. 12~15mm

D. 10~12mm　　　　　　　E. 8~10mm

5. 腰椎 CT 扫描错误的是(   )

A. 矢状定位线与人体正中轴重合

B. 水平定位线平剑突下

C. 冠状定位线平腋后线

D. 双腿屈曲使腰椎生理弧度减少

E. 层厚一般 5mm,层间距一般 2～3mm

6. 髋关节 CT 扫描错误的是(   )

A. 仰卧于扫描床上,采用头先进

B. 矢状定位线对被检侧股骨颈中点

C. 水平定位线平髋臼上方

D. 冠状定位线平腋前线

E. 可以做 MRP 和 MIP 影像后处理

7. 关于髋关节软组织 CT 扫描,错误的是(   )

A. 在 X 线平片的指导下,确定扫描范围

B. 肢体检查应双侧同时扫描

C. 应用骨窗和软组织窗同时观察

D. 有时可采用斜位扫描

E. 为发现骨病变行增强扫描

8. 膝关节 CT 扫描描述错误的是(   )

A. 患者仰卧于扫描床上,采用足先进

B. 矢状定位线对两侧膝关节中点

C. 水平定位线平被检侧股骨内外上髁

D. 冠状定位线平膝关节前后的中点

E. 从被检侧膝关节上方扫至腓骨中段结束

9. 膝关节 CT 检查的体位(   )

A. 俯卧、头先进   B. 仰卧、头先进   C. 仰卧、足先进

D. 俯卧、足先进   E. 坐位、足先进

四、多选题

1. 对腰椎间盘扫描叙述正确的是(   )

A. 从 $L_1 \sim S_1$ 确定 3 个间盘扫描计划

B. 扫描层厚采用 5～7mm

C. 描倾斜角度应平行于椎间隙

D. 每个间盘扫描 3～4 层面

E. 图像重建采用高分辨算法

2. 髋关节 CT 扫描正确的是(   )

A. 仰卧于扫描床上,采用头先进

B. 矢状定位线对被检侧股骨颈中点

C. 水平定位线平髋臼上方

D. 冠状定位线平腋中线

E. 可以做 MRP 和 MIP 影像后处理

3. 关于髋关节软组织 CT 扫描,正确的是( )

A. 在 X 线平片的指导下,确定扫描范围

B. 肢体检查可双侧同时扫描

C. 应用骨窗和软组织窗同时观察

D. 有时可采用斜位扫描

E. 为发现骨病变行增强扫描

4. 膝关节 CT 扫描描述正确的是( )

A. 患者仰卧于扫描床上,采用足先进

B. 矢状定位线对两侧膝关节中点

C. 水平定位线平被检侧股骨内外上髁

D. 冠状定位线平膝关节前后的中点

E. 从被检侧膝关节上方扫至腓骨中段结束

五、简答题

1. 简述骨关节 CT 扫描的窗宽和窗位。

2. 简述椎间盘 CT 扫描的窗宽和窗位。

六、问答题

1. 试述颈椎间盘 CT 扫描方法。

2. 试述腰椎间盘 CT 扫描方法。

3. 试述髋关节 CT 扫描方法。

4. 试述膝关节 CT 扫描方法。

子项目六 CT 影像后处理

实训 CT 影像后处理

【实训目标】

在熟悉 CT 的 MPR、CPR、MPVR、VR、SSD 图像重组理论知识的基础上、扫描预重组部位,进行薄层重建的情况下,学生在带教老师指导下,根据诊断需要选用重建算法,练习 MPR、CPR、MPVR、VR、SSD 图像重组方法,最终学会和掌握上述重组操作方法。

【实训器材】

螺旋 CT,热敏打印机或激光打印机,胶片。

【实训步骤】

1. 复习总结 在复习 MPR、CPR、MPVR、VR、SSD 理论的基础上,对上述重组的操作流程进行认真的归纳、总结,在带教老师指导和实训小组长协助下,学生穿戴工作服进行实训。

2. 案例引入

案例 1 男性患者,58 岁,高血压病史,腰背部撕裂样痛,临床医师怀疑腹主动脉病变,为了更清楚的显示病理解剖要求做 MPR 和 CTVE。

案例 2 男性患者,55 岁,高血压病史,活动后气短、憋闷,心前区疼痛,怀疑冠心病,为了更清楚的显示病理解剖要求做 MIP。

案例 3 女性患者,45 岁,外伤患者,临床医师怀疑肋骨骨折,为了更清楚的显示病理解剖要求做 MIP。

3. 重建方法

（1）多平面重组（multi- planar reformation，MPR）：MPR 实际上是属于三维图像处理但显示方式仍为二维图像。其方法是将一组横断面图像的数据通过后处理使体素重新排列,显示为任意方向的二维断面图像。它的显示形式有矢状面、冠状面、斜面等。要求连续扫描层面不少于 6 层,扫描层厚小于 5mm。层厚越薄,层数越多,重组图像越清晰、平滑（图 3-6-1）。

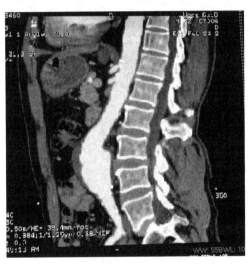

图 3-6-1 MPR 重建影像

具体操作步骤:①在主机或工作站上选择薄层图像。②选择重建软件 reformat,进入重建程序,该程序一般显示四个窗口,分别为冠状位、矢状位、横轴位和斜位,四幅图像是连动的。在冠矢轴任意图像上划一条直线,系统将沿该划线将原始图像的二维体积原层面重组得到斜位图像。一般我们以预显示的病灶为中心,旋转不同角度,就可得到不同角度的图像。选择最佳显示角度的图像保存,可以单幅保存,也可以利用批处理技术批量存储多幅图像。

（2）多层面容积再现:MPVR 是将一组层面或称为一个厚片（slab）的容积资料进行重建,由于图像上每一点包括多个体素,所以在显示该点 CT 值时,需要将该点所有体素的 CT 值进行特定的运算。比如采用最大密度投影（maximum intensity projection，MIP）,见图（图 3-6-2、图 3-6-3）、最小密度投影（minimum

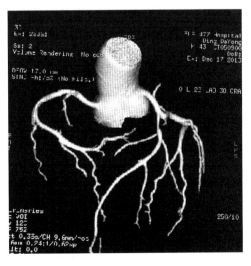

图 3-6-2 冠状动脉 MIP 影像图

intensity projection,MinIP)或平均密度投影(average intensity projection,AIP)进行运算,得到重组 2D 图像,这些 2D 图像可从不同角度(3D)观察和显示。或采用容积重组(volume reformation,VR)进行运算,得到重组 3D 图像。

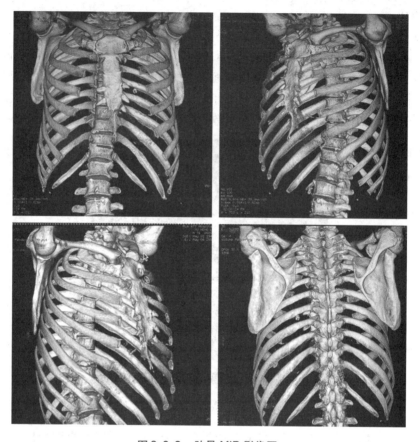

图 3-6-3　肋骨 MIP 影像图

练习题

一、名词解释

1. 图像重建

2. 像素

3. CT 值

4. 窗口技术

5. 窗宽

6. 层厚

7. 垂直轴

8. sFOV

9. 床速

10. 螺距

11. 空间分辨力

12. 密度分辨力

13. 部分容积效应

14. 平扫

15. 增强扫描

16. 两期

17. 灌注扫描

18. 造影 CT 扫描

19. CT 伪影

20. 螺旋扫描

21. 轴位扫描

22. 薄层扫描

23. 高分辨力扫描

24. 靶扫描

25. 普通扫描

26. 多平面重组

27. 矢状轴

28. 矢状面

29. 冠状面

30. 水平面

31. 仰卧位

32. 俯卧位

33. 正中矢状面

34. 分辨力(解像力)

35. 锐利度

36. CT

37. 噪声

38. 窗位

39. 定位像扫描

二、填空题

1. CT 的基本结构主要包括( )结构和( )结构两大部分。

2. CT 成像过程大致可分为( )、( )和( )三部分。

3. 螺旋 CT 区别于普通 CT 主要是采用( )。

4. 平扫的扫描方式有( )、( )、( )及( )等。

5. 增强扫描的方式有( )、( )、( )及( )。

6. 影响 CT 图像的变量因素有:( )、( )、( )、( )、( )、( )及( )等。

7. 根据 CT 值的定义可以计算出水的 CT 值是( )Hu,空气的 CT 值是( )Hu。

8. 多层螺旋 CT 的探测器在 Z 轴方向的排列形式可分为两种:( )型和( )型。

9. 在定位像上可以确定( )、( )、( ),在侧位定位像上同时还可以确定( )。

10. 多平面重建图像的质量与断面图像的层厚和螺旋扫描的螺距有直接的关系,层厚越( ),螺距越( ),重建图像质量越好。

11. 三维图像重建的方法有( )、( )、( )、( )等。

12. 由于在 CT 图像中,CT 值的( )对病变的鉴别诊断非常重要,特别是通过( )前后病变 CT 值的变化比较,可以确定一些病变的性质。

三、单选题

1. CT 的发明者是( )

A. Cormack   B. Hounsfield   C. Ambrose

D. Ledley   E. Roentgen

2. 第一台 CT 扫描机研制成功的时间是( )

A. 1967 年   B. 1971 年   C. 1972 年

D. 1974 年   E. 1979 年

3. CT 扫描的影像主要特点是( )

A. 患者接受 X 线量少   B. 密度分辨力高   C. 空间分辨力高

D. 显示的范围大   E. 可获得冠状面、矢状面图像

4. CT 扫描的优点不包括( )

A. 真正的断面图像   B. 密度分辨力高   C. 可作定量分析

D. 极限分辨力高   E. 图像无层面以外结构的干扰

5. 关于 CT 机的工作原理,错误的叙述是( )

A. 利用窄束 X 线穿透被检部位

B. X 线穿透被检部位时,其强度呈负指数关系衰减

C. 透过被检体的 X 线被探测器接收直接成像

D. A/D 转换是将模拟信号转换为数字信号

E. 计算机将模拟信号变成数字信号,再重建图像

6. CT 设备硬件的基本结构不包括( )

A. 扫描机架系统   B. 扫描检查床

C. X 线及数据收集系统   D. 计算机及阵列处理机

E. 自动洗片机

7. 关于 CT 的空间分辨力,错误的叙述是( )

A. 是指在高对比的情况下鉴别细微结构的能力

B. 可通过选择不同的重建滤过函数而改变

C. 由 X 线束的几何尺寸所决定

D. 高于普通 X 线检查的空间分辨力

E. 受到探测器的大小、采样间隔等因素的限制

8. CT 图像中的伪影是指( )

A. 被检体内不存在的假像

B. 被检体以外物质的影像

C. 图像中不正常的解剖影像

D. 图像中密度过高或过低的影像

E. 影片中图像的变形

9. 显示器所表现的亮度信号的等级差别称为( )

A. CT值标度　　　　　　　B. 灰阶　　　　　　　　C. 窗宽

D. 窗位　　　　　　　　　E. 矩阵

10. 关于人体组织 CT 值的比较,下列错误的是( )

A. 骨密质 > 钙质　　　　　B. 血液 < 凝血　　　　　C. 脑白质 < 脑灰质

D. 血液 > 水　　　　　　　E. 脂肪 > 水

11. 钙质的 CT 值是( )

A. > 80Hu　　　　　　　　B. 35 ~ 50Hu　　　　　　C. 0Hu

D. - 100Hu　　　　　　　E. - 1000Hu

12. CT 值定标为 0 的组织是( )

A. 空气　　　　　　　　　B. 脂肪　　　　　　　　C. 水

D. 骨　　　　　　　　　　E. 脑组织

13. 探测器的作用是( )

A. 探测患者位置是否准确　　　B. 接收 X 线并将其转换为电信号

C. 探测扫描时有无散射线　　　D. 将模拟信号转变为数字信号

E. 将微弱的电流进行放大

14. 关于准直器的作用,错误的叙述是( )

A. 大幅度减少散射线的干扰　　B. 决定扫描层的厚度

C. 减少患者的辐射剂量　　　　D. 提高图像质量

E. 决定像素的长和宽

15. CT 扫描成像基本步骤不包括( )

A. 产生 X 线　　　　　　　B. 采集数据　　　　　　C. 重建图像

D. 图像后处理　　　　　　E. 显示图像

16. 普通 CT 的重叠扫描是指( )

A. 层间隔小于扫描层厚　　　　B. 层间隔等于扫描层厚

C. 层间隔大于扫描层厚　　　　D. 重建间隔小于重建层厚

E. 重建间隔大于重建层厚

17. 与常规 CT 扫描相比,螺旋 CT 扫描的最大优点是( )

A. 扫描速度快　　　　　　B. 连续旋转　　　　　　C. X 线管容量大

D. 为容积扫描　　　　　　E. 存储容量大

18. 图像显示技术中,应用最多而且最重要的是( )

A. 窗口技术　　　　　　　B. 放大技术　　　　　　C. 黑白反转技术

D. 三维图像重建技术　　　E. 图像方向旋转技术

19. 关于 CT 的窗口技术,错误的叙述是( )

A. 根据诊断需要调节图像的对比度和亮度的调节技术

B. 窗口技术包括窗宽、窗位的选择

C. 窗宽指显示图像时所选用的 CT 值的范围

D. 窗位指窗宽上、下限 CT 值的平均数

E. 窗口技术也称为感兴趣区技术

20. 对于 4 层螺旋 CT,若选择床速是 10mm/周,扫描层厚 5mm,则螺距为(   )

A. 0.5mm
B. 1mm
C. 2mm
D. 4mm
E. 8mm

21. 下列图像后处理方法中属于表面覆盖的是(   )

A. SSD
B. MPR
C. MIP
D. VR
E. VE

22. 对每天开机后球管预热,下列描述错误的是(   )

A. 每天开机后,首先应对球管进行升温预热

B. 球管预热可以防止球管温度瞬间突然升高

C. 球管预热是由低的 kV 和 mA 条件逐步升高到高的 kV 和 mA 条件

D. 球管预热作用不大,不会延长球管使用寿命

E. 球管预热可以延长球管使用寿命

23. 下面 CT 检查前准备工作正确的是(   )

A. 被检者可以直接进入 CT 扫描室

B. 被检者进入 CT 扫描室前,必须换鞋或穿鞋套

C. CT 扫描速度较快,胸、腹部被检查者,呼吸影响不大

D. 胸部、腹部、盆腔被检查者,应口服 1% ~2% 碘水对比剂

E. 由于 CT 扫描的 kV 较高,穿透力较强,金属饰物的影响不大

24. 关于 CT 扫描检查注意事项正确的是(   )

A. 婴幼儿童扫描时的 mA 数值与成人相同

B. 低 kV 和大的 mA 数值,可以提高图像质量

C. 扫描检查时应有家属人员陪伴

D. CT 扫描检查辐射剂量非常低,应用范围较广

E. 扫描室内应禁止家属陪伴人员陪伴扫描

25. CT 检查中最常用的检查方法是(   )

A. 平扫
B. 增强扫描
C. 灌注扫描
D. 动态扫描
E. 造影 CT 扫描

26. 关于 CT 增强扫描正确的是(   )

A. 增强扫描是高级 CT 特有的扫描程序

B. 增强扫描是指经血管注射对比剂后再行扫描的方法

C. 增强扫描就是螺旋扫描

D. 增强扫描不能用轴位扫描模式

E. 增强扫描就是两期

27. 对螺旋扫描叙述错误的是(   )

A. X 线球管和探测器连续旋转

B. 被检者随检查床沿纵轴方向匀速移动

C. X 线球管连续产生 X 线

D. 扫描轨迹呈螺旋状

E. 扫描速度较慢

28. 对薄层扫描的描述正确的是（ ）

A. 能提高图像密度分辨力　　　B. 能提高图像空间分辨力

C. 能提高扫描速度　　　　　　D. 能降低 CT 检查剂量

E. 以上都不对

29. 对高分辨力扫描的描述正确的是（ ）

A. 可提高图像密度分辨力　　　B. 可提高图像空间分辨力

C. 扫描层厚一般为 2～3mm　　D. 应使用较大的扫描视野

E. 采用标准重建算法

30. 最大密度投影显示一般应用于（ ）

A. 平扫的血管　　　　B. 增强的血管　　　　C. 气管

D. 骨骼　　　　　　　E. 软组织

31. 颅脑轴扫时,前中后三颅窝显示较为理想的扫描基线是（ ）

A. 听眉线　　　　　　B. 听眦线　　　　　　C. 听眶线

D. 听口线　　　　　　E. 听鼻线

32. 头颅 CT 扫描一般层厚（ ）

A. 8mm　　　　　　　B. 9mm　　　　　　　C. 5mm

D. 10mm　　　　　　　E. 7mm

33. 听眦上线是（ ）

A. 眼外眦到耳屏上缘　　　B. 眼外眦到外耳孔　　　C. 眶上嵴到耳屏下缘

D. 眶上嵴到耳屏上缘　　　E. 眶上嵴到耳屏中缘

四、多选题

1. 关于视野的叙述,正确的是（ ）

A. 视野即扫描野　　　　　　　B. 视野指扫描架的扫描孔的大小

C. 视野为正方形　　　　　　　D. 视野是重建参数之一

E. 视野可用 sFOV 表示

2. 对断面内的图像空间分辨力有影响的参数是（ ）

A. 扫描层厚　　　　　　　　　B. 重建滤过算法

C. 重建矩阵　　　　　　　　　D. 视野

E. 扫描范围

3. 对断面内的图像密度分辨力有影响的参数是（ ）

A. 扫描层厚　　　　　　B. 管电压　　　　　　C. 管电流量

D. 重建滤过算法　　　　E. 视野和矩阵

4. 工作实践中常见的 CT 图像伪影有（ ）

A. 运动伪影　　　　　　B. 线束硬化伪影　　　　C. 部分容积伪影

D. 金属假体伪影　　　　E. 阶梯伪影

5. 关于部分容积效应的描述,正确的是（ ）

A. 是由于线束硬化造成的

B. 螺旋扫描不存在部分容积效应

C. 采用薄层扫描可以减小部分容积效应

D. 因部分容积效应形成的伪影易出现在后颅凹,呈条纹状

E. 部分容积效应会影响组织的 CT 值测量的准确性

6. 防止产生 CT 图像伪影的准备工作是( )

A. 换鞋或穿鞋套

B. 保持身体和被检部位固定不动

C. 胸、腹部被检查者,必须做好呼吸训练

D. 使用快速扫描,缩短扫描时间

E. 腹部、盆腔被检查者,检查前一周内应未做过食管、胃肠钡餐的检查

7. CT 检查的操作步骤包括( )

A. 输入被检查者的资料 　　B. 体位的选择 　　C. 扫描定位像

D. 扫描检查 　　E. 检查结束

8. 通过是否注射对比剂来划分 CT 检查方法可以分为( )

A. 平扫 　　B. 增强扫描 　　C. 螺旋扫描

D. 高分辨力扫描 　　E. 造影 CT

9. 应用对比剂后的增强扫描可以产生下列效果中的( )

A. 使病变和正常组织之间的密度对比加大

B. 提高了病变的检出率

C. 使 CT 扫描的层厚变薄

D. 病变更加明显

E. 可以较好的显示图像细微结构

10. 对定位像扫描叙述正确的是( )

A. 扫描时 X 线球管和探测器连续旋转

B. 扫描时被检者随着检查床在扫描孔内匀速移动

C. 有正位定位像和侧位定位像两种方式

D. 扫描时 X 线球管和探测器静止不动

E. 扫描时床和被检者静止不动

11. 螺旋扫描特有的参数是( )

A. 层厚 　　B. 扫描时间 　　C. 螺距

D. 重建间隔 　　E. 扫描视野

12. 下面属于特殊扫描的是( )

A. 薄层扫描 　　B. 高分辨力扫描 　　C. 靶扫描

D. 加层扫描 　　E. 平扫

13. 下面属于增强扫描的有( )

A. 灌注扫描 　　B. 动态扫描 　　C. 肾动脉血管成像

D. 肺部高分辨力 CT 扫描 　　E. 冠状动脉钙化积分扫描

14. CT 检查中最常用的三维重建是( )

A. 表面影像法显示 　　B. 最大与最小密度投影

C. 容积显示 　　D. 仿真内镜

E. 图像后重建

15. 下面能进行仿真内镜检查的部位或器官是(　　　　)

A. 喉部　　　　　　　B. 气管和支气管　　　　C. 胃和结肠

D. 输尿管和膀胱　　　E. 髋关节

16. CT 增强常用对比剂是(　　　　)

A. 泛影葡胺　　　　　B. 碘苯六醇　　　　　　C. 胆影葡胺

D. 碘化油　　　　　　E. 碘化钠

五、简答题

1. 简述 CT 图像的特点。

2. 什么是部分容积效应?

3. 为什么每天开机后要做球管预热?

4. CT 检查前的准备工作有哪些?

5. CT 检查的操作步骤有哪些?

六、问答题

1. CT 扫描检查都有哪些注意事项?

2. CT 检查方法都有哪些?

3. CT 仿真内镜的优缺点是什么?

4. 在 CT 图像排版与摄片过程中应注意哪些问题?

5. 增强扫描的概念与意义?

6. 在 CT 强化过程中使用对比剂注意事项有哪些?

(隗志峰)

实训项目四 ◄◄◄

MRI 扫描技术

【学习指导】

1. 学习方法　改革和创新教学方法,把一个班分成 6 个学习小组进行实训,每组 10 人左右,分别分到 4~5 家医院,每台 MRI 机分 10 人左右,5 人实训摆体位,5 人实训坐机扫描,两组交替进行。带教老师分批次在授课的班上选取和培训六名左右实训组长,在医院带老师的指导下,实训组长协助学生完成头面部 MRI 扫描实训,带教老师巡回重点指导并协调好医院关系,同时掌握学生实训情况。

调动学生学习的主动性和积极性,培养学生较熟练地 MRI 操作技能,养成良好的操作习惯、良好的医德医风;养成实事求是的科学态度和严谨认真的工作作风,提高学生发现问题、分析问题、解决问题的能力;帮助学生更好地了解职业岗位;为学生就业、择业打基础。

2. 难点内容　头面部 MRI 扫描包括颅脑、垂体、眼、鼻旁窦,体部 MRI 扫描:胸部、腹部、脊髓和关节 MRI 影像解剖;垂体 MRI 扫描定位;当发现某种疾病时是否做 MRI 增强扫描或其他检查。

3. 重点内容　摆位正确准确无误;扫描基线准确对准被扫描部位;录入被检者信息;选择正确的扫描序列;选择正确的 sFOV;排版和打印照片。照出的 MRI 影像符合以下要求:①位置正确;②对比度、清晰度良好,摄影分辨力高。

特别提示　对近期植入动脉支架、手术银夹、手术植入金属物品是 MRI 检查禁忌证,特别是心脏起搏器的患者更要列入 MRI 检查禁忌证,上述 MRI 检查易出现危险。金属物品禁止带入 MRI 后会出现磁吸撞击危险,磁卡和数码产品和手表带入 MRI 室会损坏。

4. 临床实训要领　头面部 MRI 对颅脑、垂体、鼻咽部的扫描有优势,明确颅脑 MRI 主要用于检查颅脑肿瘤、出血、梗死、脑白质病变、炎性病变,先天性发育异常等,特别是在检查颅后窝病变和急性脑梗及脑白质病变方面与 CT 相比有无可比拟的优势;对颈部软组织病变略有优势;对脊髓病变与 CT 相比明显优于 CT;对肺部结节病变和钙化灶及肺间质性病变不及 CT,对纵隔肿瘤和淋巴结转移方面略优于 CT;对腹部和盆部病变是 CT 检查的补充,略优于 CT,特别是前列腺病变和腹、盆部淋巴结转移明显优于 CT;对全身大血管病变与 CT 相同;对脊髓和骨关节软骨病变与 CT 相比有无可比拟的优势,对恶性骨瘤的骨转移比 CT 早 3~6 个月发现。

要求学生在临床实训时举止大方、行为成熟,说话和气,关爱患者,不歧视患者,养成良好的工作习惯,取得患者信任,在临床工作中顺利地完成 MRI 检查工作。

子项目一 头面部 MRI 扫描

实训一 颅脑 MRI 扫描

【实训目标】

在熟悉颅脑 MRI 扫描前的准备工作、MRI 扫描体位、扫描基线、扫描方位及扫描序列、照片排版与打印的情况下,学生在带教老师指导下练习颅脑 MRI 扫描方法,最终学会和掌握颅脑 MRI 扫描常用的操作方法。

【实训器材】

MR,头线圈,热敏打印机或激光打印机,胶片。

【实训步骤】

1. 复习总结 在复习颅脑 MRI 扫描检查理论教学的基础上,对颅脑 MRI 扫描检查的操作流程进行认真的归纳、总结,在带教老师指导和实训小组长协助下,学生穿戴工作服进行实训。

2. 案例引入 女性患者,75 岁,头晕、头痛伴肢体麻木一天。门诊医师初步诊断脑中风,送影像科检查,作为影像科技师应如何进行 MRI 扫描?

3. 设备使用前的准备 温度 10 ~30℃,相对湿度 30% ~75% ,电源电压、频率稳定性。

4. 操作注意事项 ①警告和报警提示;②安全活动范围。

5. 颅脑 MRI 扫描基本操作步骤 ①录入被检者的基本信息:如姓名、性别、年龄、ID 号、体重等,选择颅脑 MRI 扫描序列等。②去除金属物品。③摆颅脑扫描体位:患者仰卧于扫描床上,下颌内收,上肢置于躯干两侧。听眦线(OML)和矢状面尽量与床面垂直。头枕于头 MRI 线圈上,盖上头线圈的另一半,扣好按钮。颅脑 MRI 扫描的矢状定位线与人体正中轴重合,水平定位线与瞳间线平行,十字定位点指向眉间(图 4-1-1)。④进入颅脑 MRI 检查部位界面,首先扫描定位像,横轴位(Axi)平行于前后联合的连线(Sag 定位);冠状位(Cor)垂直于额叶底部或前-后联合的连线(Sag 定位);矢状位(Sag)平行于大脑纵裂(Cor)定位,把颅脑软组织包括在扫描野(sFOV)内(图 4-1-2),该图为轴位扫描定位,sFOV≤24cm × 18cm。层厚/层间距为 6mm/2mm。根据扫描目的不同选择扫描序列,颅脑常用的 MRI 序列有横轴位 T_1 加权像(T_1WI)和横轴位 T_2 加权像(T_2WI)、横轴位 T_2 液体翻转恢复序列(T_2FLAIR)、矢状位 T_2WI 序列。辅助序列:疑有脂肪移位病变时加扫 T_1 短翻转恢复脉冲序列(T_1STIR),疑有急性脑梗

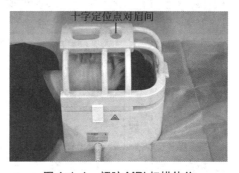

图 4-1-1 颅脑 MRI 扫描体位

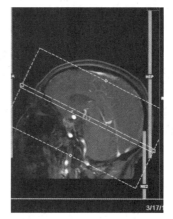

图 4-1-2 颅脑 MRI 轴位扫描定位图和 sFOV

加扫弥散加权像(DWI),疑有颅内出血加扫 T_2WI 或磁敏感加权成像(SWI)。⑤发现占位性病变时加 MRI 增强扫描,MRI 增强扫描在 T_1WI 序列进行扫描,对比剂使用 Gd- DTPA,剂量为0.1mmol/kg,2ml/s 肘静脉团注,扫动脉期或静脉期。⑥将需用的检查影像信息传输到 PACS。⑦排版和打印胶片,一般打印矢状位、冠状位、横轴位 MRI 扫描影像(图4-1-3)。

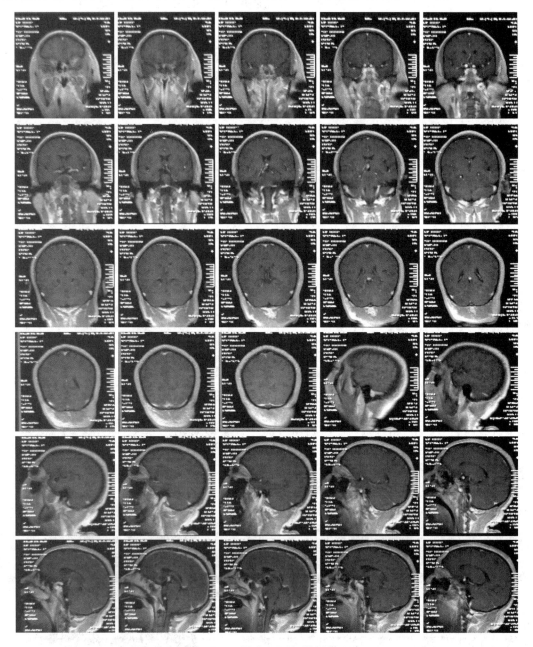

图 4-1-3 颅脑 MRI 扫描影像图

【颅脑 MRI 扫描实训报告】

班级: 姓名: 分数:

1. 颅脑 MRI 扫描在检查颅脑疾病中有哪些优势?

2. 颅脑 MRI 扫描操作基本步骤有哪些？

3. 颅脑 MRI 扫描的常用基线是什么？

4. 颅脑 MRI 常用扫描序列有哪些？辅助扫描序列有哪些？

5. 认识颅脑主要影像解剖。

答：

实训二 垂体 MRI 扫描

【实训目标】

在熟悉垂体 MRI 扫描前的准备工作、MRI 扫描常用体位、扫描基线、扫描方位及扫描序列、照片排版与打印的情况下。学生在带教老师指导下练习垂体 MRI 扫描方法,最终学会垂体 MRI 扫描常用的操作方法。

【实训器材】

MR,头线圈,热敏打印机或激光打印,胶片。

【实训步骤】

1. 复习总结 在复习垂体 MRI 扫描检查理论教学的基础上,对垂体 MRI 扫描检查的操作流程进行认真的复习总结,在带教老师指导和实训小组长协助下,学生穿戴工作服进行实训。

2. 案例引入 女性患者,35 岁,月经紊乱数月后闭经,乳房胀痛伴乳腺增生。妇产科医师初步诊断垂体微腺瘤？送影像科检查,作为影像科技师应如何进行 MRI 扫描？

3. 设备使用前的准备 温度 10～30℃;相对湿度 30%～75%;电源电压、频率稳定性。

4. 操作注意事项 ①警告和报警提示;②安全活动范围。

5. 垂体 MRI 扫描基本操作步骤 ①录入被检者的基本信息:如姓名、性别、年龄、ID 号、体重等,选择 MRI 扫描序列等。②去除金属物品。③摆垂体扫描体位:患者仰卧于扫描床上,下颌内收,上肢置于躯干两侧。OML 和矢状面尽量与床面垂直。头枕于头 MRI 线圈上,盖上头线圈的另一半,扣好按钮。垂体 MRI 扫描的矢状定位线与人体正中轴重合,水平定位线与瞳间线平行,十字定位点指向眉间(与图4-1-1相同)。④进入垂体 MRI 检查部位界面,头先进,首先扫描定位像。Axi 平行于蝶骨平台或垂直于垂体及垂体柄连线(Sag 定位);Cor 垂直于蝶骨平台或通过且平行于垂体柄连线(Sag 定位);Sag 平行于大脑纵裂(Cor 定位)。垂体 MRI 扫描通常扫冠状位和矢状位体层影像,横轴位体层影像是辅助方位,一般不扫。根据扫描目的不同选择扫描序列,层厚/层间距为 3mm/3mm,垂体常用 MRI 序列有 T_1WI 和 T_2WI 序列,疑有脂肪移位病变时加扫辅助序列 STIR, 疑有垂体出血加扫 T_2WI 或 SWI。FOV≤20cm × 20cm,把垂体包括在 sFOV 内(图4-1-4),该图为冠

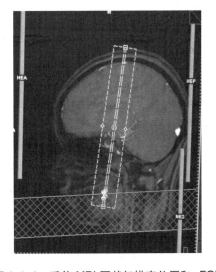

图 4-1-4 垂体 MRI 冠状扫描定位图和 sFOV

状扫描定位。⑤发现占位性病变时加 MRI 增强扫描，MRI 增强扫描在 T_1WI 序列进行扫描，对比剂使用 Gd-DTPA，剂量为 0.1mmol/kg，2ml/s 肘静脉团注，扫动脉期或静脉期。⑥将需用的检查影像信息传输到 PACS。⑦排版和打印胶片，一般打印矢状位、冠状位 MRI 扫描影像（图 4-1-5）。

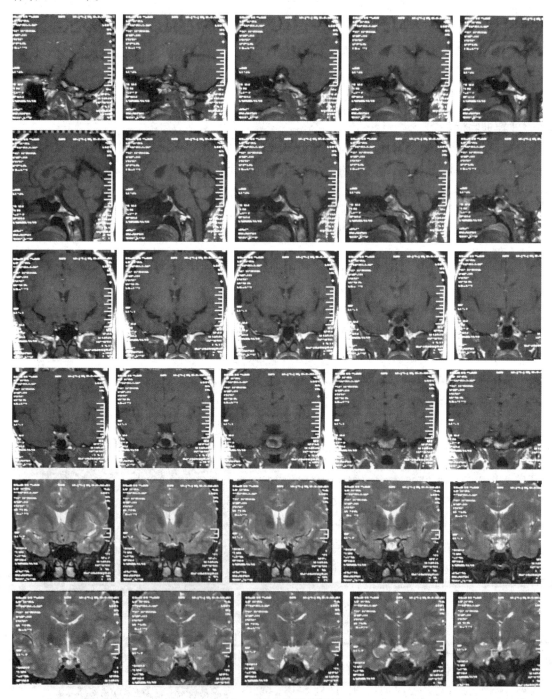

图 4-1-5　垂体 MRI 扫描影像图

【垂体 MRI 扫描实训报告】

班级: 　　　　　姓名: 　　　　　分数:

1. 垂体 MRI 扫描操作基本步骤有哪些?

2. 垂体 MRI 扫描的常用基线是什么?

3. 垂体 MRI 常用扫描序列有哪些? 辅助扫描序列有哪些?

4. 认识垂体影像解剖。

答:

实训三　眼与眼眶 MRI 扫描

【实训目标】

在熟悉眼与眼眶 MRI 扫描前的准备工作、MRI 扫描常用体位、扫描基线、扫描方位及扫描序列、照片排版与打印的情况下。学生在带教老师指导下练习眼与眼眶 MRI 扫描方法,最终学会眼与眼眶 MRI 扫描常用的操作方法。

【实训器材】

MR,头线圈或眼线圈,热敏打印机或激光打印机,胶片。

【实训步骤】

1. 复习总结　在复习眼与眼眶 MRI 扫描检查理论教学的基础上,对眼与眼眶 MRI 扫描检查的操作流程进行认真的归纳、总结,在带教老师指导和实训小组长协助下,学生穿戴工作服进行实训。

2. 案例引入　女性患者,43 岁,突眼,近期消瘦、心慌、烦躁。内科医师初步诊断桥本病。送影像科检查,作为影像科技师应如何进行 MRI 扫描?

3. 设备使用前的准备　温度 10～30℃;相对湿度 30%～75%;电源电压、频率稳定性。

4. 操作注意事项　①警告和报警提示;②安全活动范围。

5. 眼与眼眶 MRI 扫描基本操作步骤　①录入被检者的基本信息:如姓名、性别、年龄、ID 号、体重等,选择眼与眼眶 MRI 扫描序列等。②去除金属物品,头和眼球制动。③摆眼与眼眶扫描体位:患者仰卧于扫描床上,下颌内收,上肢置于躯干两侧。OML 与矢状面尽量与床面垂直。头枕于头线圈上或使用眼 MRI 表面线圈,安置好线圈。眼及眼眶 MRI 扫描的矢状定位线与人体正中轴重合,水平定位线与瞳间线平行,十字定位点指向眼内眦间(图4-1-6)。④进入眼与眼眶 MRI 检查部位界面。头先进,首先扫描定位像,Axi 平行于视神经前后轴(Sag 定位);Cor 平行于两侧晶状体连线(Axi 定位);斜 Cor 垂直于成像侧视神经前后轴(Axi 定位);斜 Sag 平行于成像侧视神经前后轴(Axi 定位)。眼与眼眶 MRI 扫描通常扫横轴位和冠状位体层影像,斜 Sag 体层影像是辅助方位。根据扫描目的不同选择扫描序列,层厚/层间距为 3mm/3mm,眼与眼眶常用 MRI 序列有 T_1WI、脂肪抑制 T_2WI,辅助序列 T_2WI、脂肪抑制 T_1 压脂 Fat-SatT_1WI(STIR)。FOV≤20cm×20cm,把眼与眼眶包括在 sFOV 内(图4-1-7),该图为冠状位扫描定位。层厚/层间距为 4mm/4mm。⑤发现占位性病变时加 MRI 增强扫描,MRI 增强扫描在 Fat-Sat T_1WI 进行,辅助序列 T_1WI。对比剂使用 Gd-DTPA,剂量为 0.1mmol/kg,2ml/s 肘静脉团注,扫动脉期或静脉期。⑥将需用的检查影像信息传输到

PACS。⑦排版和打印胶片，一般打印矢状位、冠状位、横轴位 MRI 扫描影像（图 4-1-8）。

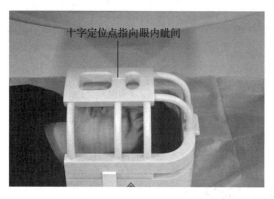

十字定位点指向眼内眦间

图 4-1-6　眼与眼眶 MRI 扫描体位

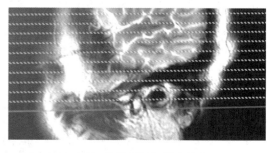

图 4-1-7　眼与眼眶 MRI 扫描定位像及 sFOV

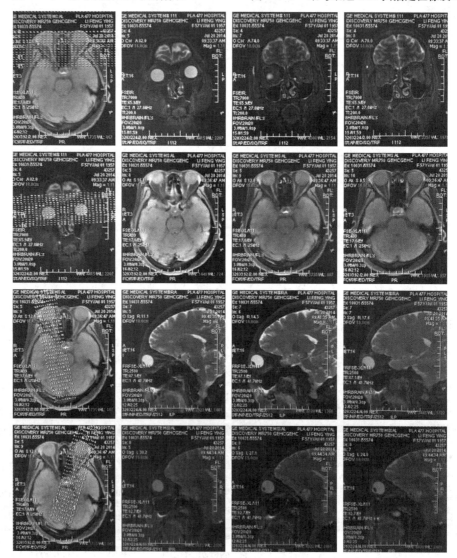

图 4-1-8　眼与眼眶 MRI 扫描影像图

【眼及眼眶 MRI 扫描实训报告】

班级:　　　　　姓名:　　　　　分数:

1. 眼及眼眶 MRI 扫描操作基本步骤有哪些?

2. 眼及眼眶 MRI 扫描的常用基线是什么?

3. 眼及眼眶 MRI 常用扫描序列有哪些? 辅助扫描序列有哪些?

4. 认识眼眶主要影像解剖。

答:

实训四　鼻旁窦 MRI 扫描

【实训目标】

在熟悉鼻旁窦 MRI 扫描前的准备工作、MRI 扫描常用体位、扫描基线、扫描方位及扫描序列、照片排版与打印的情况下。在带教老师指导下练习鼻旁窦 MRI 扫描方法,最终学会鼻旁窦 MRI 扫描常用的操作方法。

【实训器材】

MR,头线圈或颈联合相控阵线圈,热敏打印机或激光打印机,胶片。

【实训步骤】

1. 复习总结　在复习鼻旁窦 MRI 扫描检查理论教学的基础上,对鼻旁窦 MRI 扫描检查的操作流程进行认真的复习总结,在带教老师指导和实训小组长协助下,学生穿戴工作服进行实训。

2. 案例引入　女性患者,45 岁,头晕、头痛伴鼻塞、流涕 1 个月。门诊医师初步诊断鼻旁窦炎,送影像科检查,作为影像科技师应如何进行 MRI 扫描?

3. 设备使用前的准备　温度 10~30℃,相对湿度 30%~75%,电源电压、频率稳定性。

4. 操作注意事项　①警告和报警提示;②安全活动范围。

5. 鼻旁窦 MRI 扫描基本操作步骤　①录入被检者的基本信息:如姓名、性别、年龄、ID 号、体重等,选择 MRI 扫描序列等。②去除金属物品。③摆鼻旁窦扫描体位:患者仰卧于扫描床上,下颌内收,上肢置于躯干两侧。OML 和矢状面尽量与床面垂直。头枕于头 MRI 线圈上,盖上头线圈的另一半,扣好按钮。鼻旁窦 MRI 扫描的矢状定位线与人体正中轴重合,水平定位线与瞳间线平行,十字定位点指向鼻根(图 4-1-9)。④进入鼻旁窦 MRI 检查部位界面。首先扫描定位像,确定 MRI sFOV,Axi 定位像可定 Sag 和 Cor 扫描,Sag 可定 Cor 扫描。Axi 平行于硬腭平面(Sag 定位);Cor 垂直于硬腭平面(Sag 定位)。sFOV≤20cm×20cm (图 4-1-10),该图为冠状位扫描定位。根据扫描目的不同选择扫描序列,层厚/层间距为 5mm/1.5mm,鼻旁窦常用 MRI 序列有 T_1WI 和 T_2WI,疑有骨质病变者加脂肪抑制 T_2WI。⑤发现占位性病变时 MRI 增强扫描,MRI 增强扫描在 Fat-Sat T_1WI 序列进行扫描,对比剂使用 Gd-DTPA,剂量为 0.1mmol/kg,2ml/s 肘静脉团注,扫动脉期或静脉期。⑥将需用的检查影像信息传输到 PACS。⑦排版和打印胶片,一般打印矢状位、冠状位、横轴位 MRI 扫描影像(图 4-1-11)。

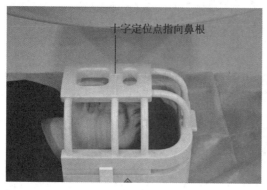

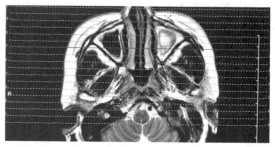

图 4-1-9　鼻旁窦 MRI 扫描体位　　　　　图 4-1-10　鼻旁窦 MRI 扫描定位像及 sFOV

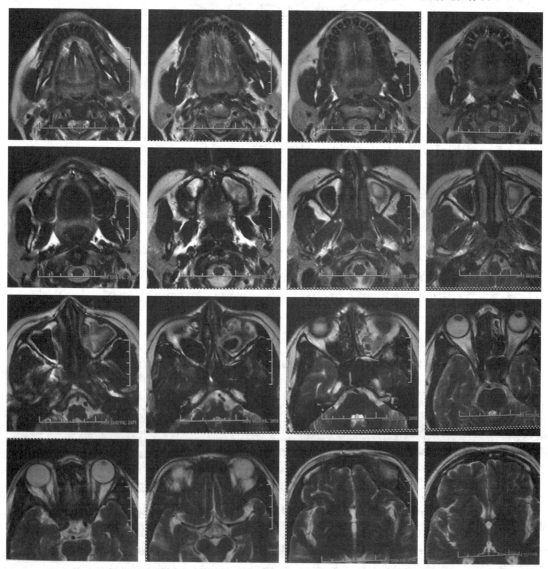

图 4-1-11　鼻旁窦 MRI 扫描影像图

【鼻旁窦 MRI 扫描实训报告】

班级：　　　　　　姓名：　　　　　　分数：

1. 鼻旁窦 MRI 扫描操作基本步骤有哪些？

2. 鼻旁窦 MRI 扫描的常用基线是什么？

3. 鼻旁窦 MRI 常用扫描序列有哪些？辅助扫描序列有哪些？

4. 认识鼻旁窦主要影像解剖。

答：

练习题

一、名词解释

1. OML

2. RBL

3. EML

二、填空题

1. 颅脑常用的 MRI 序列有横轴位 T_1 加权像（　　）和横轴位 T_2 加权像（　　　　）、横轴位 T_2 液体翻转恢复序列（　　　）、矢状位 T_2WI 序列。辅助序列：疑有脂肪移位病变时加扫 T_1 短翻转恢复脉冲序列（　　　），疑有急性脑梗加扫弥散加权像（　　　），疑有颅内出血加扫 T_2WI 或磁敏感加权成像（　　　）。

2. 垂体常用 MRI 序列有（　　　）和（　　　）序列，疑有脂肪移位病变时加扫辅助序列（　　　），疑有垂体出血加扫（　　　）或（　　　）。

3. 鼻旁窦常用 MRI 序列有（　　　）和（　　　），疑有骨质病变者加 Fat-Sat T_2WI（　　　）。

三、单选题

1. 早期脑梗死最适宜的扫描方式为（　　　）

A. T_1 加权成像　　　　　　B. T_2 加权成像　　　　　　C. 质子加权成像

D. 弥散加权成像　　　　　　E. 灌注成像

2. 既具有 T_2 加权图像特点，又将脑脊液信号抑制了的序列为（　　　）

A. FLASH　　　　　　　　B. FLAIR　　　　　　　　C. TSE

D. TGSE　　　　　　　　E. FISP

3. 颅脑 MRI 扫描摆位时，轴位定位线和矢状定位线分别对应人体的部位正确是（　　　）

A. 矢状定位线与头颅正中线重合，轴位定位线与瞳间线垂直

B. 矢状定位线与头颅正中线垂直，轴位定位线与听眦线垂直

C. 矢状定位线与头颅正中线垂直，轴位定位线与瞳间线平行

D. 矢状定位线与人体正中线重合，轴位定位线与瞳间线平行

E. 矢状定位线与人体正中线重合，轴位定位线与听眦线平行

4. 颅脑 MRI 扫描得到横轴位影像时，其定位像及扫描基线分别是（　　　）

A. 以矢状面为定位像，扫描基线与脑干平行

B. 以冠状面为定位像，扫描基线垂直于两侧颞叶底部连线

C. 以矢状面为定位像，扫描基线应平行于前、后联合连线

D. 以冠状面为定位像,扫描基线与大脑纵裂平行

E. 以矢状面为定位像,扫描基线与脑干垂直

5. 颅脑 MRI 扫描得到冠状位影像时,其定位像及扫描基线分别是(　　　　)

A. 以矢状面为定位像,扫描基线与脑干垂直

B. 以横断面为定位像,扫描基线与大脑纵裂平行

C. 以矢状面为定位像,扫描基线应平行于前、后联合连线

D. 以横断面为定位像,扫描基线与大脑纵裂垂直

E. 以矢状面为定位像,扫描基线与大脑纵裂垂直

6. 颅脑 MRI 扫描得到矢状位影像时,其定位像及扫描基线分别是(　　　　)

A. 以冠状面为定位像,扫描基线与脑干垂直

B. 以横断面为定位像,扫描基线与大脑纵裂平行

C. 以冠状面为定位像,扫描基线与两侧颞叶的底部连线平行

D. 以横断面为定位像,扫描基线与大脑纵裂垂直

E. 以冠状面为定位像,扫描基线与大脑

7. 垂体 MRI 扫描得到冠状位影像时,其定位像及扫描基线分别是(　　　　)

A. 以矢状面为定位像,扫描基线平行于蝶骨和垂体及垂体柄的连线

B. 以横断面为定位像,扫描基线平行于大脑纵裂

C. 以矢状面为定位像,扫描基线平行于蝶骨或垂直于垂体及垂体柄连线

D. 以横断面为定位像,扫描基线垂直于大脑纵裂

E. 以矢状面为定位像,扫描基线垂直于蝶骨平台或通过且平行于垂体柄的连线

8. 垂体 MRI 扫描得到矢状位影像时,其定位像及扫描基线分别是(　　　　)

A. 以横断面为定位像,扫描基线平行于大脑纵裂

B. 以冠状面为定位像,扫描基线平行于大脑纵裂

C. 以横断面为定位像,扫描基线垂直于大脑纵裂

D. 以冠状面为定位像,扫描基线垂直于大脑纵裂

E. 以冠状面为定位像,扫描基线平行于垂体及垂体柄连线

9. 垂体 MRI 检查怀疑有脂肪移位病变时,应选用的脉冲序列是(　　　　)

A. SE　　　　　　　　　　B. FSE　　　　　　　　　C. FLAIR

D. STIR　　　　　　　　　E. DWI

10. 垂体 MRI 检查怀疑有垂体出血时,应选用的脉冲序列是(　　　　)

A. SE　　　　　　　　　　B. T_2WI　　　　　　　　C. FLAIR

D. STIR　　　　　　　　　E. DWI

11. 眼及眼眶 MRI 扫描摆位时,轴位定位线和矢状定位线分别对应的部位是(　　　　)

A. 矢状定位线与头颅正中线重合,轴位定位线与瞳间线垂直

B. 矢状定位线与头颅正中线垂直,轴位定位线与听眦线垂直

C. 矢状定位线与头颅正中线垂直,轴位定位线与瞳间线平行

D. 矢状定位线与人体正中线重合,轴位定位线与瞳间线平行

E. 矢状定位线与人体正中线重合,轴位定位线与听眦线平行

12. 眼及眼眶 MRI 扫描得到横轴位影像时,其定位像及扫描基线分别是(　　　　)

A. 以矢状面为定位像,扫描基线平行于视神经的前后轴

B. 以冠状面为定位像,扫描基线平行于两侧晶状体的连线

C. 以矢状面为定位像,扫描基线垂直于视神经的前后轴

D. 以冠状面为定位像,扫描基线垂直于视神经的前后轴

E. 以冠状面为定位像,扫描基线平行于视神经的前后轴

13. 眼及眼眶 MRI 扫描得到冠状位影像时,其定位像及扫描基线分别是(　　　)

A. 以横断面为定位像,扫描基线垂直于视神经的前后轴

B. 以横断面为定位像,扫描基线垂直于两侧晶状体的连线

C. 以横断面为定位像,扫描基线平行于两侧晶状体的连线

D. 以冠状面为定位像,扫描基线垂直于视神经的前后轴

E. 以冠状面为定位像,扫描基线平行于两侧晶状体的连线

14. 眼及眼眶 MRI 扫描得到斜冠状位影像时,其定位像及扫描基线分别是(　　　)

A. 以矢状面为定位像,扫描基线垂直于成像侧视神经前后轴

B. 以横断面为定位像,扫描基线垂直于两侧晶状体的连线

C. 以矢状面为定位像,扫描基线平行于视神经的前后轴

D. 以横断面为定位像,扫描基线垂直于成像侧视神经前后轴

E. 以横断面为定位像,扫描基线平行于成像侧视神经前后轴

15. 眼及眼眶 MRI 扫描得到斜矢状位影像时,其定位像及扫描基线分别是(　　　)

A. 以横断面为定位像,扫描基线垂直于成像侧视神经前后轴

B. 以横断面为定位像,扫描基线平行于成像侧视神经前后轴

C. 以横断面为定位像,扫描基线垂直于两侧晶状体的连线

D. 以冠状面为定位像,扫描基线平行于成像侧视神经前后轴

E. 以冠状面为定位像,扫描基线垂直于成像侧视神经前后轴

16. 眼及眼眶 MRI 检查怀疑有眶内出血时,应选用的脉冲序列是(　　　)

A. SE　　　　　　　　　　　B. T_2WI　　　　　　　　C. FLAIR

D. STIR　　　　　　　　　　E. DWI

17. 鼻旁窦 MRI 检查怀疑有骨质病变时,应选用的脉冲序列是(　　　)

A. SE　　　　　　　　　　　B. T_2WI　　　　　　　　C. FLAIR

D. 脂肪抑制 T_2WI　　　　　　E. DWI

四、多选题

1. 颅脑 MRI 检查时,常规使用的脉冲序列有(　　　　　)

A. SE　　　　　　　　　　　B. FSE　　　　　　　　　　C. FLAIR

D. STIR　　　　　　　　　　E. DWI

2. 鼻旁窦 MRI 检查时,常规使用的脉冲序列有(　　　　　)

A. T_1WI　　　　　　　　　B. T_2WI　　　　　　　　C. FLAIR

D. DWI　　　　　　　　　　E. SWI

3. 眼及眼眶 MRI 检查时,常规使用的脉冲序列有(　　　　　)

A. SE　　　　　　　　　　　B. FSE　　　　　　　　　　C. FLAIR

D. STIR　　　　　　　　　　E. SWI

4. 鼻旁窦 MRI 扫描获得不同断面影像时,关于其定位像及扫描基线描述正确的是( )

A. 横断面图像以矢状面为定位像,扫描基线平行于硬腭平面

B. 冠状面图像以矢状面为定位像,扫描基线垂直于硬腭平面

C. 矢状面图像以横断面为定位像,扫描基线与大脑纵裂平行

D. 横断面图像以矢状面为定位像,扫描基线垂直于硬腭平面

E. 冠状面图像以矢状面为定位像,扫描基线平行于硬腭平面

5. 垂体 MRI 检查时,常规使用的脉冲序列有( )

A. SE   B. FSE   C. FLAIR

D. STIR   E. DWI

五、简答题

1. 简述颅脑 MRI 基本方位。

2. 简述垂体 MRI 成本方位。

3. 简述鼻旁窦 MRI 基本方位。

4. 简述眼及眼眶 MRI 基本方位。

六、问答题

1. 试述颅脑 MR 常规成像检查技术。

2. 试述垂体 MR 常规成像检查技术。

3. 试述眼及眼眶 MR 常规成像检查技术。

4. 试述鼻旁窦 MR 常规成像检查技术。

子项目二　颈部 MRI 扫描

实训　颈部 MRI 扫描

【实训目标】

颈部喉/甲状腺/甲状旁腺/颈部软组织 MRI 扫描(以下简称为颈部 MRI 扫描)。在熟悉颈部 MRI 扫描前的准备工作、MRI 扫描常用体位、扫描基线、扫描方位及扫描序列、照片排版与打印的情况下。学生在带教老师指导和实训小组长协助下,练习颈部 MRI 扫描方法,最终学会颈部 MRI 扫描常用的操作方法。

【实训器材】

MR,头颈联合相控线圈,热敏打印机或激光打印机,胶片。

【实训步骤】

1. 复习总结　在复习颈部 MRI 扫描检查理论教学的基础上,对颈部 MRI 扫描检查的操作流程进行认真的归纳、总结,在带教老师指导下,学生穿戴工作服进行实训。

2. 案例引入　女性患者,25 岁,颈部肿块与甲状腺相连,质地硬,难以推动。门诊医师初步诊断甲状腺癌可能,送影像科检查,作为影像科技师应如何进行 MRI 扫描?

3. 设备使用前的准备　温度 10~30℃,相对湿度 30%~75%,电源电压、频率稳定性。

4. 操作注意事项　①警告和报警提示;②安全活动范围。

5. 颈部 MRI 扫描基本操作步骤　①录入被检者的基本信息:如姓名、性别、年龄、ID 号、

体重等,选择 MRI 扫描序列等。②去除金属物品。③摆颈部 MRI 扫描体位:患者仰卧于扫描床上,上肢尽量下垂且置于躯干两侧。头先进,使用头颈部相控线圈或颈部相控线圈。颈部拉直,勿做吞咽动作。十字定位点对准喉结。辅助优化技术流动补偿。颈置于相控线圈上,盖上颈部线圈的另一半,扣好按钮。颈部 MRI 扫描的矢状定位线与人体正中轴重合(图 4-2-1)。④进入颈部 MRI 扫描界面,首先扫描定位像,确定 MRIsFOV, Axi 扫描采用 Sag 和 Cor 定位, Axi 垂直于气管长轴 Sag 定位,横轴位 sFOV 上至硬腭、下到胸廓入口可适当调整。Cor 垂直于气管纵轴 Sag 定位,Sag 平行于气管纵轴 Cor 定位,冠状位 sFOV 前至鼻咽、后到椎体前缘。矢状位 sFOV 包括颈部两侧软组织。sFOV≤20cm×20cm(图 4-2-2),该图为冠状位扫描定位。颈部检查基本序列:T_1WI、Fat-SatT_2WI 或 STIR;辅助检查序列:T_2WI。层厚≤5mm,层间距≤1mm。⑤发现占位性病变时加 MRI 增强扫描,MRI 增强扫描在 Fat-SatT_1WI 序列进行扫描,对比剂使用 Gd-DTPA,剂量为 0.1mmol/kg,2ml/s 肘静脉团注。扫动脉期或静脉期。⑥将需用的检查影像信息传输到 PACS。⑦排版和打印胶片,一般打印矢状位、冠状位、横轴位 MRI 扫描影像(图 4-2-3)。

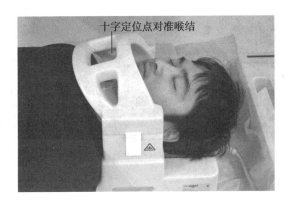

图 4-2-1　颈部 MRI 扫描体位

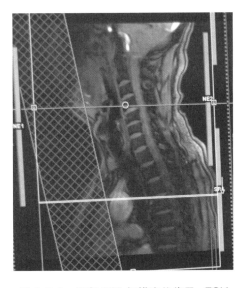

图 4-2-2　颈部 MRI 扫描定位像及 sFOV

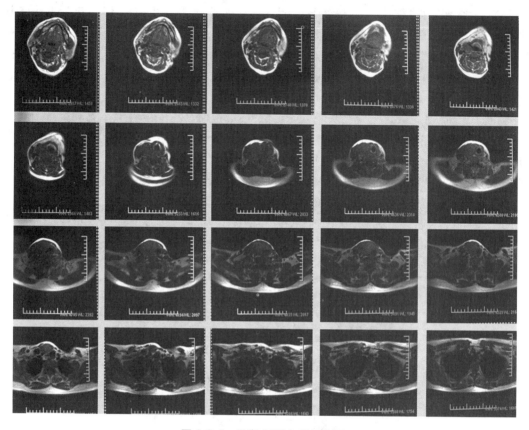

图 4-2-3 颈部 MRI 扫描影像图

【颈部 MRI 扫描实训报告】

班级： 姓名： 分数：

1. 颈部 MRI 扫描操作基本步骤有哪些？
2. 颈部 MRI 扫描的常用基线是什么？
3. 颈部 MRI 常用扫描序列有哪些？辅助扫描序列有哪些？
4. 认识颈部 MRI 扫描照片中解剖名称。

答：

练习题

一、名词解释

1. 喉室

2. Axi

二、填空题

1. 颈部检查基本序列有( )、( )( )。

2. 辅助检查序列( )。

三、单选题

1. 颈部 MRI 扫描获得不同断面影像时,关于其定位像及扫描基线描述不正确的是( )

A. 横断面图像可用矢状面为定位像,扫描基线与气管长轴垂直

B. 冠状面图像以矢状面为定位像,扫描基线与气管长轴平行

C. 矢状面图像以冠状面为定位像,扫描基线与气管长轴平行

D. 横断面图像以矢状面为定位像,扫描基线与气管长轴垂直

E. 冠状面图像以矢状面为定位像,扫描基线与气管长轴垂直

2. 关于颈部 MRI 扫描时,扫描野所包括的范围不正确的是(　　　)

A. 横断面图像 sFOV 上至硬腭,下到胸廓入口可适当调整

B. 冠状面图像 sFOV 前至鼻咽,后到椎体前缘

C. 矢状面图像 sFOV 包括颈部两侧软组织

D. 横断面图像 sFOV 上至硬腭,下到 T_1

E. 横断面图像 sFOV 上至硬腭,下到 T_2 可适当调整

四、多选题

1. 颈部 MRI 扫描时,常规使用的脉冲序列有(　　　　)

A. T_1WI 　　　　　　　　　B. T_2WI 　　　　　　　　C. 脂肪抑制 T_2WI

D. DWI 　　　　　　　　　　E. SWI

2. 颈部 MRI 扫描获得不同断面影像时,关于其定位像及扫描基线描述正确的是(　　　　　)

A. 横断面图像可用矢状面为定位像,扫描基线与气管长轴垂直

B. 冠状面图像以矢状面为定位像,扫描基线与气管长轴平行

C. 矢状面图像以冠状面为定位像,扫描基线与气管长轴平行

D. 横断面图像以矢状面为定位像,扫描基线与气管长轴垂直

E. 冠状面图像以矢状面为定位像,扫描基线与气管长轴垂直

五、简答题

试述颈部 MRI 扫描基本定位。

六、问答题

试述颈部 MRI 扫描技术。

子项目三　胸部 MRI 扫描

实训　胸部 MRI 扫描

【实训目标】

在熟悉胸部(肺/纵隔)MRI 扫描前的准备工作、MRI 扫描常用体位、扫描基线、扫描方位及扫描序列和照片排版与打印的情况下。学生在带教老师指导和实训小组长协助下,练习肺/纵隔 MRI 扫描方法,最终学会肺/纵隔 MRI 扫描常用的操作方法。

【实训器材】

MR,体部相控表面线圈,热敏打印机或激光打印机,胶片。

【实训步骤】

1. 复习总结　在复习肺/纵隔 MRI 扫描检查理论教学的基础上,对肺/纵隔 MRI 扫描检查的操作流程进行认真的归纳、总结,在带教老师指导下,学生穿戴工作服进行实训。

2. 案例引入 女性患者,45 岁,近期乏力,消瘦,不规律发热,X 线检查发现纵隔增宽。门诊医师初步诊断淋巴瘤可能,送影像科检查,作为影像科技师应如何进行 MRI 扫描?

3. 设备使用前的准备 温度 10~30℃,相对湿度 30%~75%,电源电压、频率稳定性。

4. 操作注意事项 ①警告和报警提示;②安全活动范围。

5. 肺/纵隔 MRI 扫描基本操作步骤 ①录入被检者的基本信息:如姓名、性别、年龄、ID 号、体重等,选择 MRI 扫描序列等。②去除金属物品。③摆肺/纵隔 MRI 扫描体位:患者仰卧于扫描床上,上肢置于躯干两侧。头先进,使用胸部相控线圈。训练呼吸和屏气或使用呼吸门控和心电门控。十字定位灯对准胸骨角与剑突连线中点。盖上体部线圈的另一半,扣好按钮。胸部 MRI 扫描的矢状定位线与人体正中轴重合(图 4-3-1)。④进入胸部 MRI 扫描界面,首先扫描定位像,确定 MRIsFOV,sFOV 上至肺尖、下到膈肌角。Axi 扫描采用 Sag 和 Cor 定位,Axi 与人体长轴垂直,Sag 扫描用 Cor 定位,Cor 与人体长轴平行,冠状位 sFOV 前至前胸壁、后到椎体背部皮肤。Sag 采用 Cor 及 Axi 定位,sFOV 包括胸部两侧和腹背侧软组织(图 4-3-2),该图为冠状位定轴位扫描,sFOV ≤ 40cm × 40cm。胸部基本扫描方位为 Axi;辅助扫描方位为 Sag,肺为 Cor。胸部检查基本序列:T_1WI、脂肪抑制 T_2WI;辅助检查序列:T_2WI。层厚 ≤ 8mm,层间距 ≤ 3mm。⑤发现占位性病变时加 MRI 增强扫描,MRI 增强扫描在 T_1WI 序列进行扫描,动态序列,对比剂使用 Gd-DTPA,剂量为 0.1mmol/kg,2ml/s 肘静脉团注。扫动脉期或静脉期。⑥将需用的检查影像信息传输到 PACS。⑦排版和打印胶片,一般打印矢状位、冠状位、横轴位 MRI 扫描影像(图 4-3-3)。

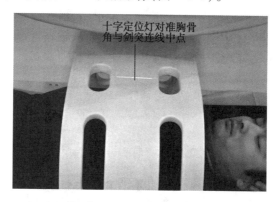

图 4-3-1 胸部 MRI 扫描体位

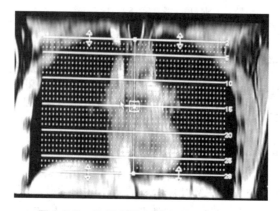

图 4-3-2 胸部 MRI 扫描定位像及 sFOV

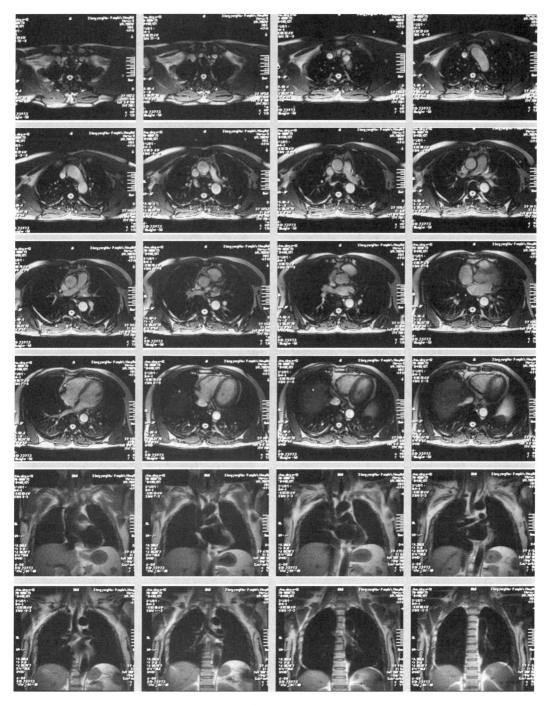

图 4-3-3　胸部 MRI 扫描影像图

【胸部 MRI 扫描实训报告】

班级：　　　　　姓名：　　　　　　　分数：

1. 胸部 MRI 扫描操作基本步骤有哪些？

2. 胸部 MRI 扫描的常用基线是什么？

3. 胸部 MRI 常用扫描序列有哪些？辅助扫描序列有哪些？

4. 认识 MRI 影像中解剖名称。

答：

练习题

一、名词解释

1. 呼吸门控

2. 心电门控

二、填空题

1. MRI 扫描录入被检者的基本信息包括(　　)、(　　)、(　　)、(　　)、(　　)等。

2. 胸部基本扫描方位为(　　)；辅助扫描方位为(　　)，肺为(　　)。

三、单选题

1. 胸部 MRI 扫描摆位时，轴位定位光标和矢状定位光标分别对应的部位是(　　)

A. 矢状定位线与人体正中线垂直，轴位定位线通过剑突

B. 矢状定位线与人体正中线垂直，轴位定位线通过胸骨颈静脉切迹

C. 矢状定位线与人体正中线平行，轴位定位线通过胸骨角

D. 矢状定位线与人体正中线重合，轴位定位线通过胸骨的中点

E. 矢状定位线与人体正中线重合，轴位定位线通过胸骨角与剑突的中点

2. 胸部 MRI 扫描摆位时，轴位定位光标和矢状定位光标分别对应的部位是(　　)

A. 矢状定位线与人体正中线垂直，轴位定位线与矢状定位线垂直

B. 矢状定位线与人体正中线垂直，轴位定位线通过胸骨颈静脉切迹

C. 矢状定位线与人体正中线平行，轴位定位线通过胸骨角

D. 矢状定位线与人体正中线重合，轴位定位线通过胸骨柄

E. 矢状定位线与人体正中线重合，轴位定位线通过胸骨角与剑突的重点

四、多选题

1. 胸部 MRI 扫描获得不同断面影像时，关于其定位像及扫描基线描述正确的是(　　)

A. 横断面图像以冠状面或矢状面为定位像，扫描基线与人体垂直轴线垂直

B. 冠状面图像以矢状面为定位像，扫描基线与气管长轴平行

C. 矢状面图像以横断面为定位像，扫描基线与矢状轴平行

D. 冠状面图像以矢状面为定位像，扫描基线与人体长轴垂直

E. 矢状面图像以冠状面为定位像，扫描基线与矢状轴平行

2. 关于胸部 MRI 扫描时，扫描野所包括的范围正确的是(　　)

A. 横断面图像 sFOV 上至肺尖，下到膈肌角

B. 冠状面图像 sFOV 前到前胸壁，后到椎体背部皮肤

C. 矢状面图像 sFOV 包括胸部两侧皮肤

D. 横断面图像 sFOV 上至胸骨颈切迹，下到膈顶

E. 冠状面图像 sFOV 前至胸骨后缘，后到椎体前缘

3. 胸部 MRI 扫描时，常规使用的脉冲序列有(　　)

    A. SE T_1WI   B. FSE   C. Fat-Sat T_2WI(STIR)

    D. DWI   E. GRE

五、简答题

简述胸部 MRI 扫描的基本方位和辅助方位。

六、问答题

试述胸部 MRI 各扫描的方位定位。

子项目四　腹部 MRI 扫描

实训一　肝脏/脾 MRI 扫描

【实训目标】

肝脏/脾 MRI 扫描,主要用于肝脏/脾 MRI 肿瘤、炎性病变、先天性发育异常。在熟悉肝脏/脾 MRI 扫描前的准备工作、MRI 扫描常用体位、扫描基线、扫描方位及扫描序列、照片排版与打印的情况下。学生在带教老师指导和实训小组长协助下,练习腹部 MRI 扫描方法,最终学会腹部 MRI 扫描常用的操作方法。

【实训器材】

MR,体部相控表面线圈,热敏打印机或激光打印机,胶片。

【实训步骤】

1. 复习总结　在复习肝脏/脾 MRI 扫描检查理论教学的基础上,对肝脏/脾 MRI 扫描检查的操作流程进行认真的归纳、总结,在带教老师指导下,学生穿戴工作服进行实训。

2. 案例引入　男性患者,40 岁,乙肝病毒携带者 20 余年,有嗜酒爱好,近期消瘦,肝区疼痛。临床医师疑诊断为肝占位性病变。送影像科检查,作为影像科技师应如何进行 MRI 扫描?

3. 设备使用前的准备　①温度 10~30℃;②相对湿度 30%~75%;③电源电压、频率稳定性。

4. 操作注意事项　①警告和报警提示;②安全活动范围。

5. 腹部 MRI 扫描基本操作步骤　①录入被检者的基本信息:如姓名、性别、年龄、ID 号,体重等,选择 MRI 扫描序列等。②去除金属物品。③摆肝脏/脾 MRI 扫描体位:患者仰卧于扫描床上,上肢置于躯干两侧。头先进或脚先进,使用体部相控线圈。使用呼吸门控、呼吸补偿、流动补偿,在成像上下设定预饱和带。十字定位灯对准剑突。盖上体部线圈的另一半,扣好按钮。肝脏/脾 MRI 扫描的矢状定位线与人体正中轴重合(图 4-4-1)。④进入肝脏/脾 MRI 扫描界面,首先扫描定位像,确定 MRIsFOV。Axi 扫描采用 Sag 和 Cor 定位;Axi 与人体长轴垂直;Cor 扫描用 Sag 或 Axi 定位,Cor 与人体长轴平行。Sag 扫描采用 Cor 及 Axi 定位,Sag 与 Cor 垂直。sFOV≤40cm×40cm,包括膈顶和肝脏下缘(图 4-4-2),该图为冠状位定轴位扫描。腹部基本扫描方位为 Axi,辅助扫描方位为 Cor、Sag。层厚/层间距≤6mm,肝脏/脾检查基本序列:T_1WI、脂肪抑制 T_2WI、GRE;辅助检查序列:PDWI。⑤发现占位性病变时加 MRI 增强扫描,MRI 增强扫描使用 3D 脂肪抑制快速序列(动脉期、静脉期、延迟期),辅助序列脂肪抑制 T_1WI。对比剂使用 Gd-DTPA,剂量为 0.1mmol/kg,2ml/s 肘静脉团注。扫动脉期或静脉期。⑥将需用的检查影像信息传输到 PACS。⑦排版和打印胶片,一般打印矢状位、冠状位、横轴位 MRI 扫描影像(图 4-4-3)。

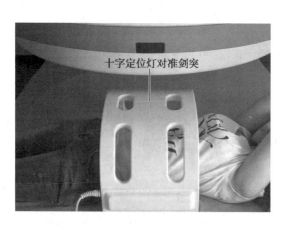

图 4-4-1　肝脏/脾 MRI 扫描体位

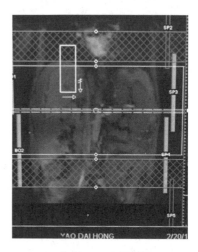

图 4-4-2　肝脏/脾 MRI 扫描定位像及 sFOV

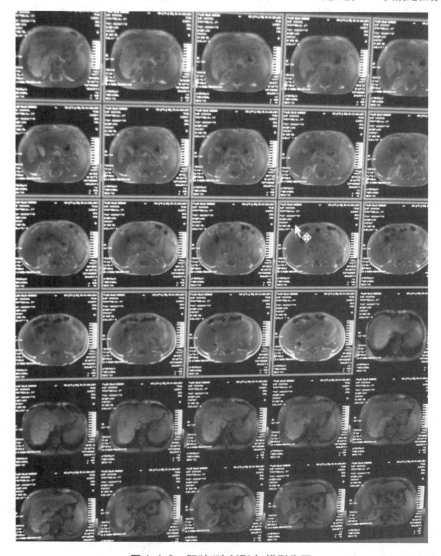

图 4-4-3　肝脏/脾 MRI 扫描影像图

【肝脏/脾 MRI 扫描实训报告】

班级：　　　　　姓名：　　　　　分数：

1. 肝脏/脾 MRI 扫描操作基本步骤有哪些？

2. 肝脏/脾 MRI 扫描的常用基线是什么？

3. 肝脏/脾 MRI 常用扫描序列有哪些？辅助扫描序列有哪些？

4. 认识肝/脾 MRI 扫描图像中解剖名称。

答：

实训二　胰腺 MRI 扫描

【实训目标】

胰腺 MRI 扫描,主要用于胰腺 MRI 肿瘤、炎性病变,先天性发育异常。在熟悉胰腺 MRI 扫描前的准备工作、MRI 扫描常用体位、扫描基线、扫描方位及扫描序列、照片排版与打印的情况下。学生在带教老师指导下练习胰腺 MRI 扫描方法,最终学会胰腺 MRI 扫描常用的操作方法。

【实训器材】

MR,体部相控表面线圈,热敏打印机或激光打印机,胶片。

【实训步骤】

1. 复习总结　在复习胰腺 MRI 扫描检查理论教学的基础上,对胰腺 MRI 扫描检查的操作流程进行认真的归纳、总结,在带教老师指导和实训小组长协助下,学生穿戴工作服进行实训。

2. 案例引入　男性患者,45 岁,有嗜酒爱好 20 余年,胆囊炎、胆结石 3 年,腹痛 5 小时,血淀粉酶明显升高。临床医师疑诊断为急性胰腺炎。送影像科检查,作为影像科技师应如何进行 MRI 扫描？

3. 设备使用前的准备　①温度 10～30℃;②相对湿度 30%～75%;③电源电压、频率稳定性。

4. 操作注意事项　①警告和报警提示;②安全活动范围。

5. 腹部 MRI 扫描基本操作步骤　①录入被检者的基本信息:如姓名、性别、年龄、ID 号、体重等,选择 MRI 扫描序列等。②去除金属物品。③摆胰腺 MRI 扫描体位:患者仰卧于扫描床上,上肢置于躯干两侧,头先进或脚先进,使用体部相控线圈,使用呼吸门控和呼吸补偿、流动补偿,在成像上下设定预饱和带,十字定位灯对准剑突,盖上体部线圈的另一半,扣好按钮,胰腺 MRI 扫描的矢状定位线与人体正中轴重合(与图 4-4-1 相同)。④进入胰腺 MRI 扫描界面,首先扫描定位像,确定 MRIsFOV,Axi 扫描采用 Sag 和 Cor 定位,Axi 与人体长轴垂直,Axi 扫描用 Cor(与图 4-4-2 相同)定位,Cor 与人体长轴平行。Sag 扫描采用 Cor 及 Axi 定位,Sag 与 Cor 垂直。sFOV≤40cm×40cm,包括胃底和脾门下缘。胰腺基本扫描方位为 Axi;辅助扫描方位为 Cor、Sag。层厚/层间距≤3mm。胰腺检查基本序列:脂肪抑制 T_2WI、同反相位屏气序列;辅助检查序列:T_1WI、T_2WI。⑤发现占位性病变时加 MRI 增强扫描,胰腺 MRI 增强扫描基本序列:3D 脂肪抑制 T_1WI 序列(动态三期扫描);辅助检查序列:

2D 脂肪抑制 T_1WI。对比剂使用 Gd-DTPA,剂量为 0.1mmol/kg,2ml/s 肘静脉团注。扫动脉期或静脉期。⑥将需用的检查影像信息传输到 PACS。⑦排版和打印胶片,一般打印矢状位、冠状位、横轴位 MRI 扫描影像(图 4-4-4)。

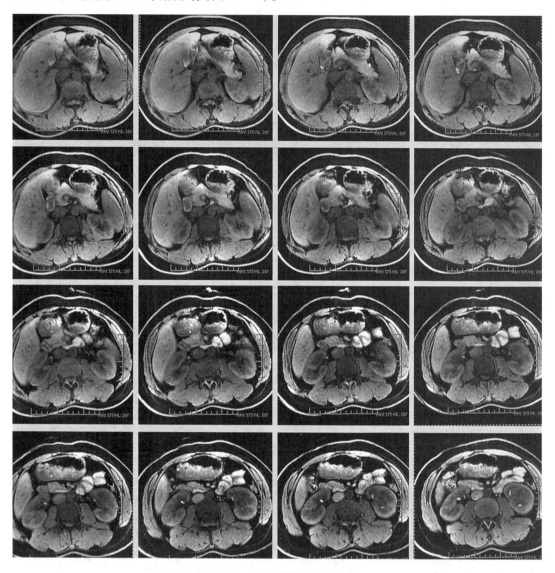

图 4-4-4 胰腺 MRI 扫描影像图

【胰腺 MRI 扫描实训报告】

班级: 姓名: 分数:

1. 胰腺 MRI 扫描操作基本步骤有哪些?

2. 胰腺 MRI 扫描的常用基线是什么?

3. 胰腺 MRI 常用扫描序列有哪些?辅助扫描序列有哪些?

4. 认识胰腺 MRI 影像中解剖名称。

答:

实训三　肾脏 MRI 扫描

【实训目标】

肾脏 MRI 扫描,主要用于肾肿瘤、炎性病变,先天性发育异常。在熟悉肾脏 MRI 扫描前的准备工作、MRI 扫描常用体位、扫描基线、扫描方位及扫描序列、照片排版与打印的情况下。学生在带教老师指导下练习肾脏 MRI 扫描方法,最终学会肾脏 MRI 扫描常用的操作方法。

【实训器材】

MR,体部相控表面线圈,热敏打印机或激光打印机,胶片。

【实训步骤】

1. 复习总结　在复习肾 MRI 扫描检查理论教学的基础上,对肾脏 MRI 扫描检查的操作流程进行认真的归纳、总结,在带教老师指导和实训小组长协助下,学生穿戴工作服进行实训。

2. 案例引入　男性患者,45 岁,近期肾区疼痛伴血尿一周,B 超检查右肾占位病变。临床医师疑诊断为肾癌。送影像科检查,作为影像科技师应如何进行 MRI 扫描?

3. 设备使用前的准备　①温度 10～30℃;②相对湿度 30%～75%;③电源电压、频率稳定性。

4. 操作注意事项　①警告和报警提示;②安全活动范围。

5. 腹部 MRI 扫描基本操作步骤　①录入被检者的基本信息:如姓名、性别、年龄、ID 号、体重等,选择 MRI 扫描序列等。②去除金属物品。③摆肾脏 MRI 扫描体位:患者仰卧于扫描床上,上肢置于躯干两侧。头先进或脚先进,使用体部相控线圈。使用呼吸门控、呼吸补偿、流动补偿,在成像上下设定预饱和带。十字定位灯对准脐和剑突连线的中点。盖上体部线圈的另一半,扣好按钮。肾脏 MRI 扫描的矢状定位线与人体正中轴重合(图 4-4-5)。④进入肾脏 MRI 扫描界面,首先扫描定位像,确定 MRIsFOV。Axi 扫描采用 Sag 和 Cor 定位;Axi 与人体长轴垂直;Cor 扫描用 Sag 或 Axi 定位,Cor 与人体长轴平行。Sag 采用 Cor 及 Axi 定位(图 4-4-6),Sag 与 Cor 垂直。sFOV≤40cm×40cm,包括左肾上极和右肾下极。肾脏基本扫描方位为 Axi、Cor;辅助扫描方位 Sag。层厚≤6mm 层间距≤3mm。肾脏检查基本序列同反相位屏气序列:脂肪抑制 T_2WI;辅助检查序列:T_1WI。⑤发现占位性病变时加 MRI 增强

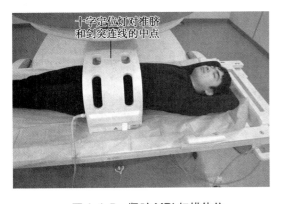

图 4-4-5　肾脏 MRI 扫描体位

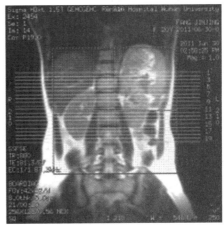

图 4-4-6　肾脏 MRI 扫描定位像和 sFOV 影像图

扫描,肾脏 MRI 增强扫描基本序列:脂肪抑制 T_1WI;基本检查序列:3D 脂肪抑制 T_1WI 序列（三期）;辅助检查序列:2D 脂肪抑制 T_1WI。对比剂使用 Gd-DTPA,剂量为 0.1mmol/kg, 2ml/s 肘静脉团注。⑥将需用的检查影像信息传输到 PACS。⑦排版和打印胶片,一般打印矢状位、冠状位、横轴位 MRI 扫描影像(图 4-4-7)。

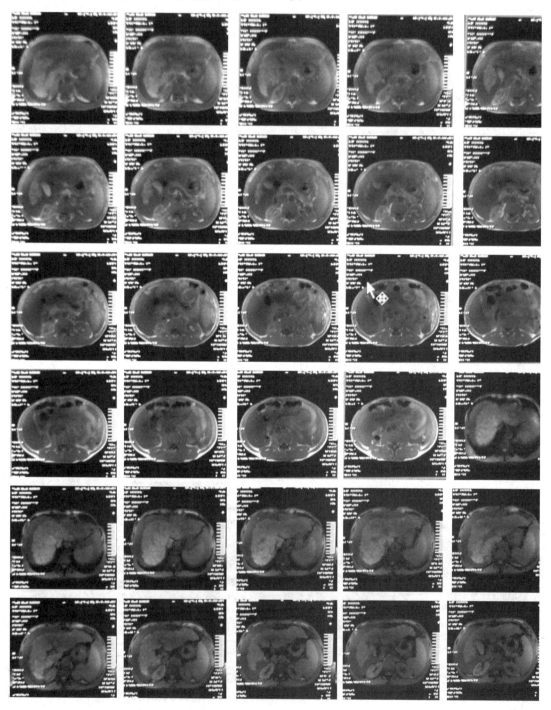

图 4-4-7　肾脏 MRI 扫描影像图

【肾脏 MRI 扫描实训报告】

班级：　　　　　　　姓名：　　　　　　　分数：

1. 肾脏 MRI 扫描操作基本步骤有哪些？

2. 肾脏 MRI 扫描的常用基线是什么？

3. 肾脏 MRI 常用扫描序列有哪些？辅助扫描序列有哪些？

4. 认识肾脏 MRI 影像中解剖名称。

答：

实训四　盆腔 MRI 扫描

【实训目标】

盆腔 MRI 扫描，主要用于盆腔肿瘤、炎性病变，先天性发育异常。在熟悉盆腔 MRI 扫描前的准备工作、MRI 扫描常用体位、扫描基线、扫描方位及扫描序列、照片排版与打印的情况下。学生在带教老师指导下练习盆腔 MRI 扫描方法，最终学会盆腔 MRI 扫描常用的操作方法。

【实训器材】

MR，体部相控表面线圈，热敏打印机或激光打印机，胶片。

【实训步骤】

1. 复习总结　在复习盆腔 MRI 扫描检查理论教学的基础上，对盆腔 MRI 扫描检查的操作流程进行认真的归纳、总结，在带教老师指导和实训小组长协助下，学生穿戴工作服进行实训。

2. 案例引入　女性患者，46 岁，最近月经不规律，白带不正常，小腹疼痛，妇产科医师检查盆腔包块，B 超诊断为子宫内膜癌，为了观察盆腔器官或骨盆转移情况，继续申请 MRI 增强检查。送影像科检查，作为影像科技师应如何进行 MRI 扫描？

3. 设备使用前的准备　①温度 10～30℃；②相对湿度 30%～75%；③电源电压、频率稳定性；④子宫和前列腺 MRI 扫描排空尿液，子宫 MRI 扫描还有取出金属避孕环，避免产生伪影。

4. 操作注意事项　①警告和报警提示；②安全活动范围。

5. 盆腔 MRI 扫描基本操作步骤　①录入被检者的基本信息：如姓名、性别、年龄、ID 号、体重等，选择盆腔 MRI 扫描序列等。②去除金属物品。③摆盆腔 MRI 扫描体位：患者仰卧于扫描床上，上肢置于躯干两侧。头先进或脚先进，使用腹部表面线圈。前列腺和子宫扫描十字定位灯对准趾骨联合上缘，sFOV 从膀胱上缘到趾骨联合下缘；sFOV 从子宫顶到趾骨联合下缘；膀胱 sFOV 从膀胱上缘到趾骨联合下缘。盖上体部线圈的另一半，扣好按钮。盆腔 MRI 扫描的矢状定位线与人体正中轴重合（图 4-4-8）。④进入盆腔 MRI 扫描界面，首先扫描定位像，确定 MRI sFOV。Axi 扫描采用 Sag 和 Cor 定位；Axi 与人体长轴垂直；Cor 扫描用 Sag 或 Axi 定位，Cor 与人体长轴平行。Sag 扫描（图 4-4-9）采用 Axi 定位，Sag 与 Cor 垂直。使用呼吸门控和、呼吸补偿、流动补偿，在成像上下设定预饱和带。sFOV ≤ 40cm×40cm，包括膀胱和趾骨联合下缘。子宫基本扫描方位为 Axi、Sag，辅助扫描方位为

Cor;前列腺Axi、Cor;辅助扫描方位为Sag。层厚≤6mm,层间距≤2mm。盆腔检查基本序列:T_1WI、Fat-Sat T_2WI(STIR);辅助检查序列:T_2WI、DWI。⑤发现占位性病变时加MRI增强扫描,盆腔MRI增强扫描基本序列:3D脂肪抑制序列(三期);辅助检查序列:Fat-SatT_1WI。对比剂使用Gd-DTPA,剂量为0.1mmol/kg,2ml/s肘静脉团注。⑥将需用的检查影像信息传输到PACS。⑦排版和打印胶片,一般打印矢状位、冠状位、横轴位MRI扫描影像(图4-4-10)。

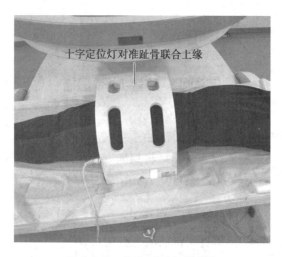

图4-4-8　盆腔MRI扫描体位

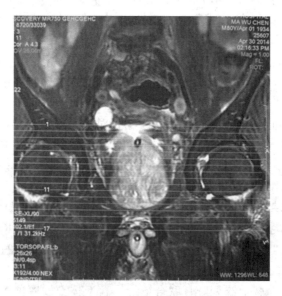

图4-4-9　盆腔MRI扫描定位像和sFOV影像图

【盆腔MRI扫描实训报告】

班级:　　　　　　姓名:　　　　　　分数:

1. 盆腔MRI扫描操作基本步骤有哪些?

2. 盆腔MRI扫描的常用基线是什么?

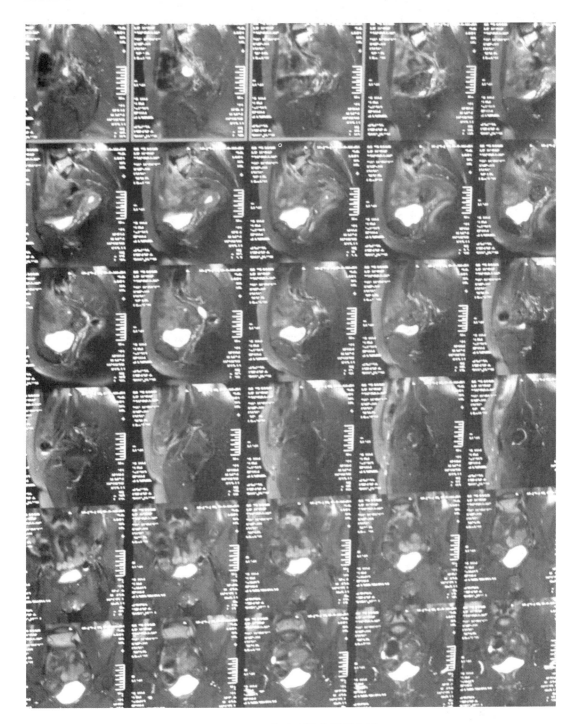

图 4-4-10　盆腔 MRI 扫描影像图

3. 盆腔 MRI 常用扫描序列有哪些？辅助扫描序列有哪些？

4. 认识盆腔 MRI 影像中解剖名称。

答：

练习题

一、名词解释

1. MRI 水成像

2. MRI 胆系水成像

3. GRE

二、填空题

1. 肝脏 MRIsFOV ≤40cm×40cm, 包括( )和( )。

2. 胰腺 MRI 扫描方位 Axi 扫描采用( )和( )定位, Axi 与人体长轴垂直, Cor 扫描用( )或( )定位, Cor 与人体长轴平行。Sag 扫描采用( )及( )定位, Sag 与 Cor 垂直。

3. 肾脏 MRIsFOV ≤40cm×40cm, 包括( )和( )。

三、单选题

1. 肝/脾 MRI 扫描摆位时, 定位线和十字定位灯对应的部位是( )

A. 剑突   B. 剑突与脐连线的中点   C. 剑突下缘

D. 脐连线的中点   E. 肋弓下缘连线中点

2. 胰腺 MRI 扫描摆位时, 十字定位灯所对人体部位描述正确的是( )

A. 矢状定位线与人体正中线重合, 十字定位灯对准剑突

B. 矢状定位线与人体正中线重合, 十字定位灯对准剑突与肚脐连线的中点

C. 矢状定位线与人体正中线平行, 十字定位灯对准剑突向下 2cm 处

D. 矢状定位线与人体正中线重合, 十字定位灯对准肚脐

E. 矢状定位线与人体正中线重合, 十字定位灯对准两侧肋弓下缘连线平行

3. 肾脏 MRI 扫描摆位时, 十字定位灯所对人体部位描述正确的是( )

A. 矢状定位线与人体正中线垂直, 十字定位灯对准剑突

B. 矢状定位线与人体正中线重合, 十字定位灯对准剑突与肚脐连线的中点

C. 矢状定位线与人体正中线平行, 十字定位灯对准剑突向下 2cm 处

D. 矢状定位线与人体正中线重合, 十字定位灯对准肚脐

E. 矢状定位线与人体正中线重合, 十字定位灯对准两侧肋弓下缘连线平行

4. 以下关于肾脏 MRI 扫描摆位, 描述错误的是( )

A. 患者仰卧于扫描床上, 上肢置于躯干两侧

B. 头先进

C. 使用腹部相控线圈

D. 只在成像层上方设定预饱和带

E. 需使用呼吸门控和呼吸补偿、流动补偿

四、多选题

1. 胰腺 MRI 扫描获得横断面影像时, 关于定位像、扫描基线、扫描范围描述正确的是( )

A. 常以矢状面作为定位像   B. 扫描基线与人体垂直轴垂直

C. sFOV 包括胃底和脾门下缘   D. sFOV 从膈顶至肾脏上缘

E. sFOV 从膈顶至肝右叶下缘, 脾大者包至脾脏下缘

2. 胰腺 MRI 扫描时,常规使用的脉冲序列有(　　　　　)

　　A. SE　　　　　　　　　　　B. FSE　　　　　　　　C. DWI

　　D. EPI　　　　　　　　　　　E. GRE

3. 肝/脾 MRI 扫描时,常规使用的脉冲序列有(　　　　　)

　　A. SE　　　　　　　　　　　B. FSE　　　　　　　　C. DWI

　　D. EPI　　　　　　　　　　　E. GRE

4. 肝/脾 MRI 扫描获得横断面影像时,关于定位像、扫描基线、扫描范围描述正确的是(　　　　)

　　A. 常以冠状面作为定位像　　　B. 扫描基线与人体垂直轴垂直

　　C. sFOV 从膈顶至肝右叶下缘　　D. sFOV 从膈顶至脾脏下缘

　　E. sFOV 从膈顶至肝右叶下缘,脾大者包至脾脏下缘

5. 肾脏 MRI 扫描时,常规使用的脉冲序列有(　　　　　)

　　A. SE　　　　　　　　　　　B. FSE　　　　　　　　C. DWI

　　D. EPI　　　　　　　　　　　E. GRE

6. 肾脏 MRI 扫描,关于定位像、扫描基线、扫描范围描述正确的是(　　　　　)

　　A. 通常获得横轴位和冠状位影像

　　B. 横轴位影像常以冠状面作为定位像,扫描基线与人体垂直轴垂直

　　C. 冠状位和矢状位影像常以横断面作为定位像

　　D. 冠状面定位像要包括平静呼吸状态和屏气状态两种定位像

　　E. sFOV 包括肾上腺和肾脏

五、简答题

1. 简述肝/脾 MRI 扫描的基本方位和辅助方位。

2. 简述胰腺 MRI 扫描的基本方位和辅助方位。

3. 简述肾脏 MRI 扫描的基本方位和辅助方位。

4. 简述盆腔 MRI 扫描的基本方位和辅助方位。

六、问答题

1. 试述肝/脾 MRI 扫描技术。

2. 试述胰腺 MRI 扫描技术。

3. 试述肾脏 MRI 扫描技术。

4. 试述盆腔 MRI 扫描技术。

子项目五　脊椎和四肢关节 MRI 扫描

实训一　颈椎间盘和颈髓 MRI 扫描

【实训目标】

　　在熟悉颈椎 MRI 扫描前的准备工作、MRI 扫描常用体位、扫描基线、扫描方位及扫描序列、照片排版与打印的情况下。学生在带教老师指导和实训小组长协助下,练习颈椎 MRI 扫描方法,最终学会颈椎 MRI 扫描常用的操作方法。

【实训器材】

MR,颈部相控阵线圈或颈部正交线圈,热敏打印机或激光打印机,胶片。

【实训步骤】

1. 复习总结　在复习颈椎 MRI 扫描检查理论教学的基础上,对颈椎 MRI 扫描检查的操作流程进行认真的归纳、总结,在带教老师指导下,学生穿戴工作服进行实训。

2. 案例引入　男性患者,56 岁,最近头晕,颈部疼痛,两侧上肢麻木。临床医师初步诊断为颈椎间盘突出,申请 MRI 检查。送影像科检查,作为影像科技师应如何进行 MRI 扫描?

3. 设备使用前的准备　①温度 10~30℃;②相对湿度 30%~75%;③电源电压、频率稳定性。

4. 操作注意事项　①警告和报警提示;②安全活动范围。

5. 颈椎 MRI 扫描基本操作步骤　①录入被检者的基本信息:如姓名、性别、年龄、ID 号、体重等,选择颈椎 MRI 扫描序列等。②去除金属物品。③摆颈椎 MRI 扫描体位:患者仰卧于扫描床上,上肢置于躯干两侧,颈部拉直。头先进,使用头颈部相控线圈或椎体线圈。十字定位灯对下颌连线的中点,颈部制动。盖上颈部线圈的另一半,扣好按钮。颈椎 MRI 扫描的矢状定位线与人体正中轴重合(与图 4-2-1 相同)。④进入颈椎 MRI 扫描界面,首先扫描定位像,确定 MRIsFOV。Axi 扫描采用 Sag 和 Cor 定位;Axi 与人体长轴垂直;Cor 扫描用 Sag 或 Axi 定位,Cor 与人体长轴平行。Sag 扫描采用 Cor(图 4-5-1),Sag 与 Cor 垂直。sFOV≤22cm×22cm,包括颅底和第 2 胸椎。颈部基本扫描方位为 Axi、Sag;辅助扫描方位为 Cor。层厚≤3mm,层间距≤1mm。颈椎检查基本序列:T_1WI、T_2WI;辅助检查序列:脂肪抑制 T_2WI。⑤发现占位性病时变加 MRI 增强扫描,扫描方位:Axi、Sag、Cor。基本序列:脂肪抑制

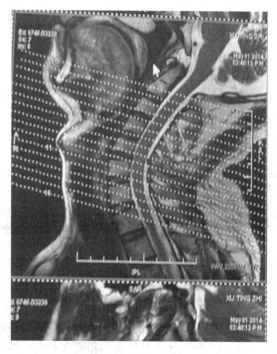

图 4-5-1　颈椎 MRI 扫描定位像和 sFOV 影像图

T_1WI;辅助检查序列:3D 脂肪抑制快速序列。对比剂使用 Gd-DTPA,剂量为 0.1mmol/kg,2ml/s 肘静脉团注。⑥将需用的检查影像信息传输到 PACS。⑦排版和打印胶片,一般打印矢状位、冠状位、横轴位 MRI 扫描影像(图 4-5-2)。

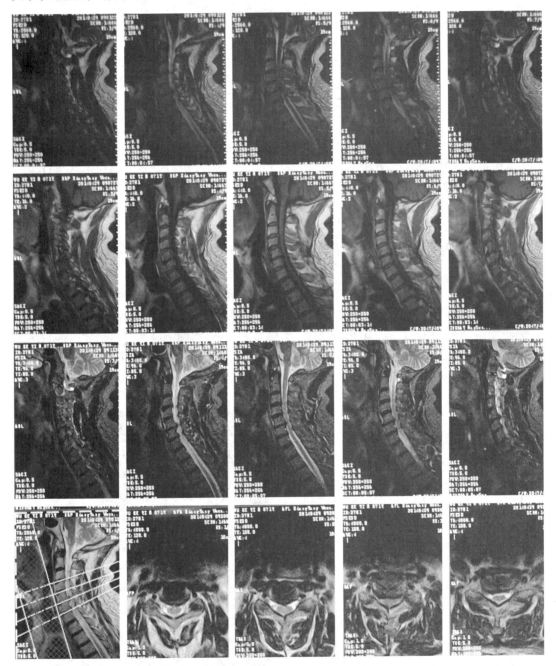

图 4-5-2　颈椎 MRI 扫描影像图

【颈椎 MRI 扫描实训报告】

班级:　　　　　　姓名:　　　　　　分数:

1. 颈椎 MRI 扫描操作基本步骤有哪些?

2. 颈椎 MRI 扫描的常用基线是什么?

3. 颈椎 MRI 常用扫描序列有哪些? 辅助扫描序列有哪些?

4. 认识颈椎 MRI 影像中解剖名称。

答:

实训二　胸椎和胸髓 MRI 扫描

【实训目标】

胸椎 MRI 扫描,主要用于胸椎 MRI 肿瘤、炎性病变、先天性发育异常。在熟悉胸椎 MRI 扫描前的准备工作、MRI 扫描常用体位、扫描基线、扫描方位及扫描序列、照片排版与打印的情况下。学生在带教老师指导下练习胸椎 MRI 扫描方法,最终学会胸椎 MRI 扫描常用的操作方法。

【实训器材】

MR,体部相控阵线圈或脊柱正交线圈,热敏打印机或激光打印机,胶片。

【实训步骤】

1. 复习总结　在复习胸椎 MRI 扫描检查理论教学的基础上,对胸椎 MRI 扫描检查的操作流程进行认真的归纳、总结,在带教老师指导和实训小组长协助下,学生穿戴工作服进行实训。

2. 案例引入　男性患者,66 岁,最近头晕,胸背部疼痛,两侧下肢麻木。临床医师初步诊断为胸部脊髓病变,申请 MRI 检查。送影像科检查,作为影像科技师应如何进行 MRI 扫描?

3. 设备使用前的准备　①温度 10 ~ 30℃;②相对湿度 30% ~ 75%;③电源电压、频率稳定性。

4. 操作注意事项　①警告和报警提示;②安全活动范围。

5. 胸椎 MRI 扫描基本操作步骤　①录入被检者的基本信息:如姓名、性别、年龄、ID 号、体重等,选择胸椎 MRI 扫描序列等。②去除金属物品。③摆胸椎 MRI 扫描体位:患者仰卧于扫描床上,上肢置于躯干两侧,拉直人体。头先进,使用脊柱相控线圈。十字定位灯对剑突和颈静脉切迹连线的中点。盖上体部线圈的另一半,扣好按钮。胸椎 MRI 扫描的矢状定位线与人体正中轴重合(与图 4-3-1 相同)。④进入胸椎 MRI 扫描界面。首先扫描定位像,确定 MRIsFOV。Axi 扫描采用 Sag 和 Cor 定位;Axi 与人体长轴垂直;Cor 扫描用 Sag 或 Axi 定位,Cor 与人体长轴平行。Sag 扫描采用 Cor(图 4-5-3)及 Axi 定

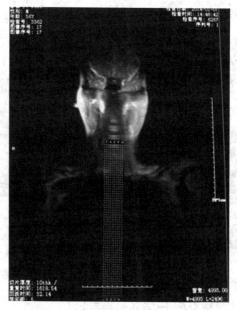

图 4-5-3　胸椎 MRI 扫描定位像和
sFOV 影像图

位,Sag 与 Cor 垂直。FOV≤22cm×22cm,包括 C_7 ~ L_2。胸部基本扫描方位为 Axi、Sag;辅助扫描方位为 Cor。层厚≤4mm,层间距≤4mm。胸椎检查基本序列:T_1WI、T_2WI;辅助检查序列:脂肪抑制 T_2WI。⑤发现占位性病变时加 MRI 增强扫描,扫描方位:Axi、Sag、Cor。基本序列:脂肪抑制 T_1WI;辅助检查序列:3D 脂肪抑制 T_1WI 快速序列。对比剂使用 Gd-DTPA,剂量为 0.1mmol/kg,2ml/s 肘静脉团注。扫动脉期或静脉期。⑥将需用的检查影像信息传输到 PACS。⑦排版和打印胶片,一般打印矢状位、冠状位、横轴位 MRI 扫描影像(图4-5-4)。

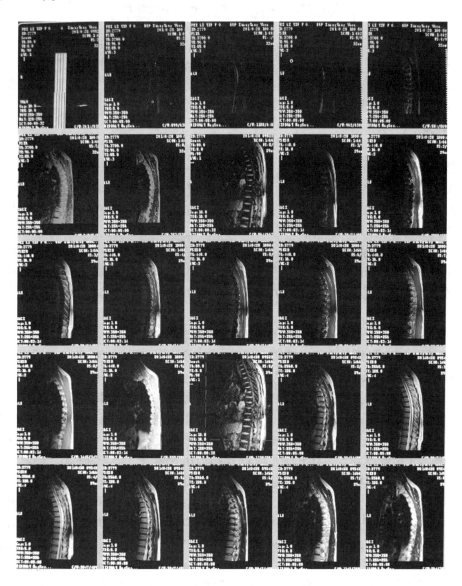

图4-5-4　胸椎 MRI 扫描影像图

【胸椎 MRI 扫描实训报告】

班级:　　　　　　姓名:　　　　　　分数:

1. 胸椎 MRI 扫描操作基本步骤有哪些?

2. 胸椎 MRI 扫描的常用基线是什么?

3. 胸椎 MRI 常用扫描序列有哪些? 辅助扫描序列有哪些?

4. 认识胸椎影像解剖。

　答:

实训三　腰骶椎和腰髓 MRI 扫描

【实训目标】

在熟悉腰骶椎 MRI 扫描前的准备工作、MRI 扫描常用体位、扫描基线、扫描方位及扫描序列、照片排版与打印的情况下。学生在带教老师指导和实训小组长协助下,练习腰骶椎 MRI 扫描方法,最终学会腰骶椎 MRI 扫描常用的操作方法。

【实训器材】

MR,体部相控表面线圈,热敏打印机或激光打印机,胶片。

【实训步骤】

1. 复习总结　在复习腰骶椎 MRI 扫描检查理论教学的基础上,对腰骶椎 MRI 扫描检查的操作流程进行认真的归纳、总结,在带教老师指导和实训小组长协助下,学生穿戴工作服进行实训。

2. 案例引入　男性患者,76 岁,最近头晕,腰部疼痛,两侧下肢麻木。临床医师初步诊断为腰椎间盘突出,申请 MRI 检查。送影像科检查,作为影像科技师应如何进行 MRI 扫描?

3. 设备使用前的准备　①温度 10～30℃;②相对湿度 30%～75%;③电源电压、频率稳定性。

4. 操作注意事项　①警告和报警提示;②安全活动范围。

5. 腰骶椎 MRI 扫描基本操作步骤　①录入被检者的基本信息:如姓名、性别、年龄、ID 号、体重等,选择腰骶椎 MRI 扫描序列等。②去除金属物品,摆腰骶椎 MRI 扫描体位:患者仰卧于扫描床上,上肢置于躯干两侧。足先进,使用脊柱相控线圈。十字定位灯对脐上3cm。盖上体部线圈的另一半,扣好按钮。腰骶椎 MRI 扫描的矢状定位线与人体正中轴重合(图 4-5-5)。③进入腰骶椎 MRI 扫描界面。首先扫描定位像,确定 MRIsFOV。Axi 扫描采用 Sag 和 Cor 定位;Axi 与人体长轴垂直;Axi 扫描用 Sag(图 4-5-6)或 Axi 定位,Cor 与人体长轴平行。Sag 采用 Cor 及 Axi 定位,Sag 与 Cor 垂直。FOV≤40cm×40cm,T_{11}到尾椎。腰骶部基本扫描方位为 Axi、Sag;辅助扫描方位为 Cor。层厚≤4mm,层间距≤4mm。腰骶椎检查基本序列:T_1WI、T_2WI;辅助检查序列:脂肪抑制 T_2WI。④发现占位性病变时加 MRI 增强扫描,扫描方位:Axi、Sag、Cor。基本序列:脂肪抑制 T_1WI;辅助检查序列:3D 脂肪抑制 T_1WI快速序列。对比剂使用 Gd-DTPA,剂量为 0.1mmol/kg,2ml/s 肘静脉团注。⑤将需用的检查影像信息传输到 PACS。⑥排版和打印胶片,一般打印矢状位、冠状位、横轴位 MRI 扫描影像(图 4-5-7)。

【腰骶椎 MRI 扫描实训报告】

班级:　　　　　　姓名:　　　　　　分数:

1. 腰骶椎 MRI 扫描操作基本步骤有哪些?

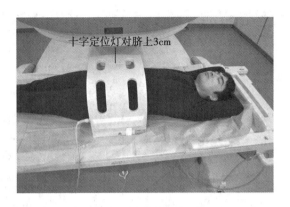

图 4-5-5 腰骶椎 MRI 扫描体位

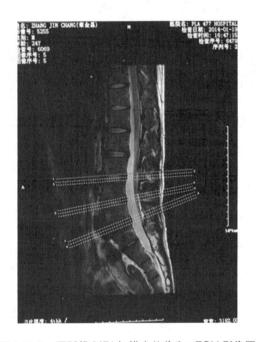

图 4-5-6 腰骶椎 MRI 扫描定位像和 sFOV 影像图

2. 腰骶椎 MRI 扫描的常用基线是什么？

3. 腰骶椎 MRI 常用扫描序列有哪些？辅助扫描序列有哪些？

4. 认识腰骶椎 MRI 影像中解剖。

答：

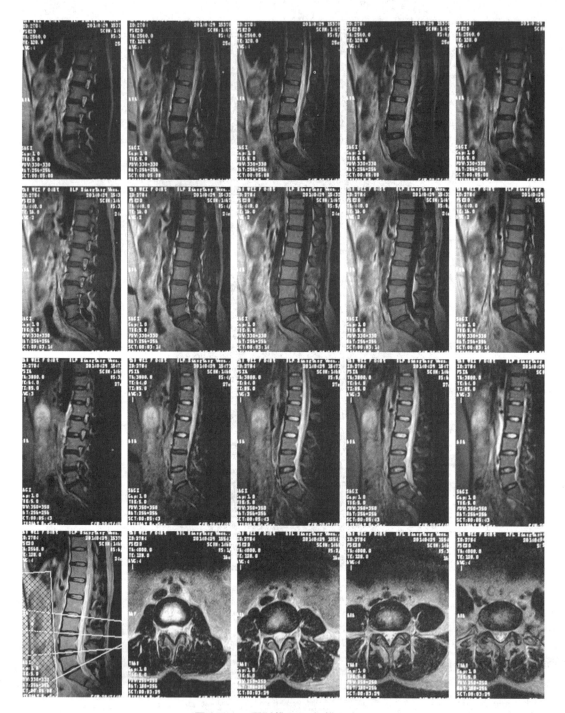

图 4-5-7　腰骶椎 MRI 扫描影像图

实训四　肩关节 MRI 扫描

【实训目标】

在熟悉肩关节 MRI 扫描前的准备工作、MRI 扫描常用体位、扫描基线、扫描方位及扫描序列、照片排版与打印的情况下。学生在带教老师指导和实训小组长协助下,练习肩关节 MRI 扫描方法,最终学会肩关节 MRI 扫描常用的操作方法。

【实训器材】

MR,包绕式柔性线圈或专用肩关线圈,热敏打印机或激光打印机,胶片。

【实训步骤】

1. 复习总结 在复习肩关节 MRI 扫描检查理论教学的基础上,对肩关节 MRI 扫描检查的操作流程进行认真的归纳、总结,在带教老师指导下,学生穿戴工作服进行实训。

2. 案例引入 男性患者,56 岁,右侧肩部疼痛,活动受限。临床医师初步诊断为肩周炎,申请 MRI 检查。送影像科检查,作为影像科技师应如何进行 MRI 扫描?

3. 设备使用前的准备 ①温度 10~30℃;②相对湿度 30%~75%;③电源电压、频率稳定性。

4. 操作注意事项 ①警告和报警提示;②安全活动范围。

5. 肩关节 MRI 扫描基本操作步骤 ①录入被检者的基本信息:如姓名、性别、年龄、ID 号、体重等,选择肩关节 MRI 扫描序列等。②去除金属物品,摆肩关节 MRI 扫描体位:患者仰卧于扫描床上,上肢置于躯干两侧,头先进,使用柔软线圈或体部相控表面线圈。十字定位灯对喙突下 5cm,肩部制动。盖上肩线圈的另一半,扣好按钮。矢状定位线与肩关节纵轴重合(图 4-5-8)。③进入肩关节 MRI 扫描界面,首先扫描定位像,确定 MRIsFOV。Axi 扫描采用 Cor 定位(图 4-5-9),定位线垂直与肩关节盂平面;斜 Cor 扫描用 Axi 定位,Cor 平行与岗上肌长轴。斜 Sag 采用 Axi 定位;斜 Sag 垂直于岗上肌长轴。sFOV≤22cm×22cm。层厚≤4mm,层间距≤4mm。基本扫描方位为斜 Cor、Axi,辅助扫描方位斜 Sag。肩关节检查基本序列:T_1WI、脂肪抑制 PDWI;辅助检查序列:脂肪抑制 T_2WI、3D 脂肪抑制 T_1WI。④发现占位性病变时加 MRI 增强扫描,扫描方位:Axi、Cor、Sag。基本序列:Fat-Sat T_1WI;辅助检查序列:3D 脂肪抑制快速序列。对比剂使用 Gd-DTPA,剂量为 0.1mmol/kg,2ml/s 肘静脉团注。⑤将

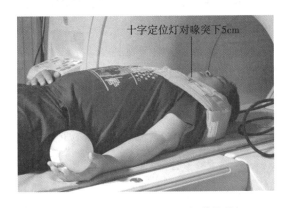

图 4-5-8 肩关节 MRI 扫描体位

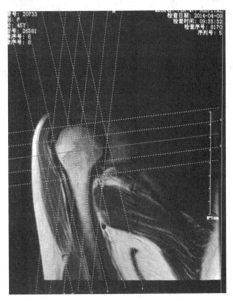

图 4-5-9 肩关节 MRI 扫描定位像和 sFOV 影像图

需用的检查影像信息传输到 PACS。⑥排版和打印胶片，一般打印矢状位、冠状位、横轴位 MRI 扫描影像（图 4-5-10）。

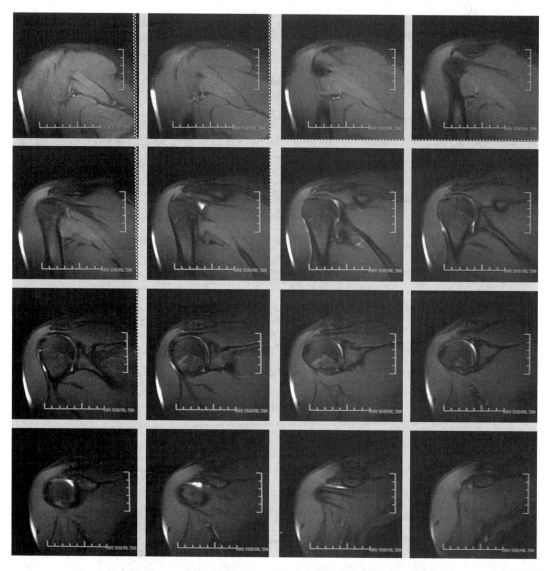

图 4-5-10　肩关节 MRI 扫描影像图

【肩关节 MRI 扫描实训报告】

班级：　　　　　姓名：　　　　　分数：

1. 肩关节 MRI 扫描操作基本步骤有哪些？

2. 肩关节 MRI 扫描的常用基线是什么？

3. 肩关节 MRI 常用扫描序列有哪些？辅助扫描序列有哪些？

4. 认识肩关节 MRI 影像中解剖名称。

答：

实训五　髋关节 MRI 扫描

【实训目标】

在熟悉髋关节 MRI 扫描前的准备工作、MRI 扫描常用体位、扫描基线、扫描方位及扫描序列、照片排版与打印的情况下。学生在带教老师指导下练习髋关节 MRI 扫描方法,最终学会髋关节 MRI 扫描常用的操作方法。

【实训器材】

MR,相控阵体线圈或正交体线圈,热敏打印机或激光打印机,胶片。

【实训步骤】

1. 复习总结　在复习髋关节 MRI 扫描检查理论教学的基础上,对髋关节 MRI 扫描检查的操作流程进行认真的归纳、总结,在带教老师指导和实训小组长协助下,学生穿戴工作服进行实训。

2. 案例引入　男性患者,56 岁,右侧髋关节部疼痛,活动受限。临床医师初步诊断为髋股骨头无菌坏死。申请 MRI 检查。送影像科检查,作为影像科技师应如何进行 MRI 扫描?

3. 设备使用前的准备　①温度 10~30℃;②相对湿度 30%~75%;③电源电压、频率稳定性。

4. 操作注意事项　①警告和报警提示;②安全活动范围。

5. 髋关节 MRI 扫描基本操作步骤　①录入被检者的基本信息:如姓名、性别、年龄、ID 号、体重等,选择髋关节 MRI 扫描序列等。②去除金属物品。③摆髋关节 MRI 扫描体位:患者仰卧于扫描床上,上肢置于胸前,足先进,使用柔软线圈、相控阵体线圈或正交体线圈。十字定位灯对两侧髋关节连线的中点,髋关节部制动。盖上体线圈的另一半,扣好按钮。矢状定位线与垂直于两侧髋关节连线的中点(图 4-5-11)。④进入髋关节 MRI 扫描界面。首先扫描定位像,确定 MRIsFOV。Axi 扫描采用 Cor 定位,Axi 平行于两侧髋臼下缘连线;Cor 扫描用 Axi 定位,扫两侧 Cor 平行两侧股骨头中点连线。Sag 采用 Cor 定位;Sag 垂直于两侧股骨头连线的中点(图 4-5-12)。(FOV)≤22cm×22cm。层厚≤4mm,层间距≤1mm。基本扫

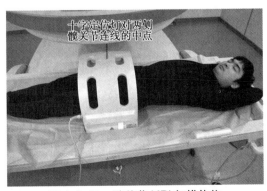

图 4-5-11　髋关节 MRI 扫描体位

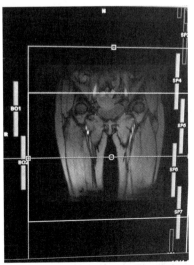

图 4-5-12　髋关节 MRI 扫描定位像和 sFOV 影像图

描方位为斜 Cor、Axi,辅助扫描方位斜 Sag。髋关节检查基本序列:T_1WI、脂肪抑制 T_2WI;辅助检查序列:脂肪抑制 PDWI、3D 脂肪抑制 T_1WI。⑤发现占位性病变时加 MRI 增强扫描,扫描方位:Axi、Cor、Sag。基本序列:脂肪抑制 T_1WI;辅助检查序列:3D 脂肪抑制 T_1WI 快速序列。对比剂使用 Gd-DTPA,剂量为 0.1mmol/kg,2ml/s 肘静脉团注。⑥将需用的检查影像信息传输到 PACS。⑦排版和打印胶片,一般打印矢状位、冠状位、横轴位 MRI 扫描影像(图 4-5-13)。

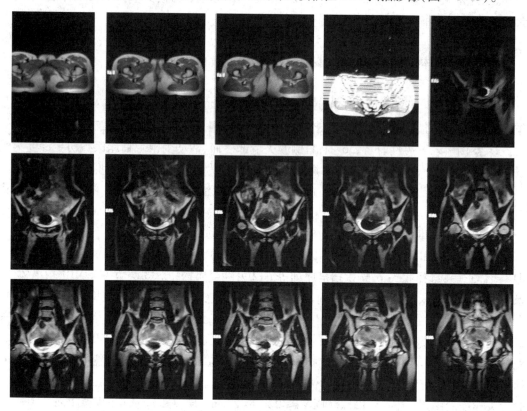

图 4-5-13　髋关节 MRI 扫描影像图

【髋关节关节 MRI 扫描实训报告】

班级:　　　　　姓名:　　　　　　　　分数:

1. 髋关节 MRI 扫描操作基本步骤有哪些?
2. 髋关节 MRI 扫描的常用基线是什么?
3. 髋关节 MRI 常用扫描序列有哪些? 辅助扫描序列有哪些?
4. 认识髋关节影像中解剖。

答:

实训六　膝关节 MRI 扫描

【实训目标】

在熟悉膝关节 MRI 扫描前的准备工作、MRI 扫描常用体位、扫描基线、扫描方位及扫描序列、照片排版与打印的情况下。学生在带教老师指导下练习膝关节 MRI 扫描方法,最终学会膝关节 MRI 扫描常用的操作方法。

【实训器材】

MR,相控阵体线圈或包绕式柔软线圈,热敏打印机或激光打印机,胶片。

【实训步骤】

1. 复习总结　在复习膝关节 MRI 扫描检查理论教学的基础上,对膝关节 MRI 扫描检查的操作流程进行认真的归纳、总结,在带教老师指导和实训小组长协助下,学生穿戴工作服进行实训。

2. 案例引入　男性患者,56 岁,右侧膝部疼痛,活动受限。临床医师初步诊断为半月板损伤。申请 MRI 检查。送影像科检查,作为影像科技师应如何进行 MRI 扫描?

3. 设备使用前的准备　①温度 10～30℃;②相对湿度 30%～75%;③电源电压、频率稳定性。

4. 操作注意事项　①警告和报警提示;②安全活动范围。

5. 膝关节 MRI 扫描基本操作步骤　①录入被检者的基本信息:如姓名、性别、年龄、ID 号,选择膝关节 MRI 扫描序列等。②去除金属物品。③摆膝关节 MRI 扫描体位:患者仰卧于扫描床上,上肢置于躯干两侧,足先进,使用相控阵体线圈或包绕式柔软线圈。十字定位灯对髌骨下缘,膝部制动。盖上膝线圈的另一半,扣好按钮。矢状定位线与膝关节纵轴重合(图 4-5-14)。④进入膝关节 MRI 扫描界面。首先扫描定位像,确定 MRIsFOV。Axi 扫描采用 Cor 或 Sag 定位,Axi 平行于胫骨平台;Cor 扫描用 Sag 定位,Cor 垂直于胫骨平台。Sag 采用 Cor 定位;Sag Cor 垂直于胫骨平台(图 4-5-15)。sFOV≤22cm×22cm。层厚≤4mm,层间距≤1mm。基本扫描方位为斜 Cor、Sag;辅助扫描方位:Axi、斜 Sag(疑前交叉韧带损伤时)。膝关节检查基本序列:T_1WI、脂肪抑制 PDWI;辅助检查序列:疑有半月板损伤时,加 T_2WI,疑有骨质病变时加扫 3D 脂肪抑制 T_1WI,疑有骨髓病变时,加扫脂肪抑制 T_2WI。⑤发现占位性病变时加 MRI 增强扫描,扫描方位:Axi、Cor、Sag。基本序列:脂肪抑制 T_1WI;辅助检查序列:3D 脂肪抑制 T_1WI 快速序列。对比剂使用 Gd- DTPA,剂量为 0.1mmol/kg,2ml/s 肘静脉团注。扫动脉期或静脉期。⑥将需用的检查影像信息传输到 PACS。⑦排版和打印胶片,一

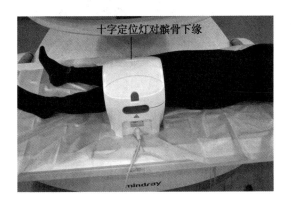

图 4-5-14　膝关节 MRI 扫描体位

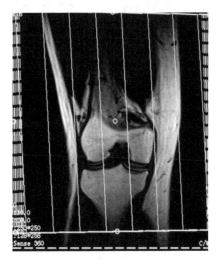

图 4-5-15　膝关节 MRI 扫描 sFOV 影像图

般打印矢状位、冠状位、横轴位 MRI 扫描影像(图 4-5-16)。

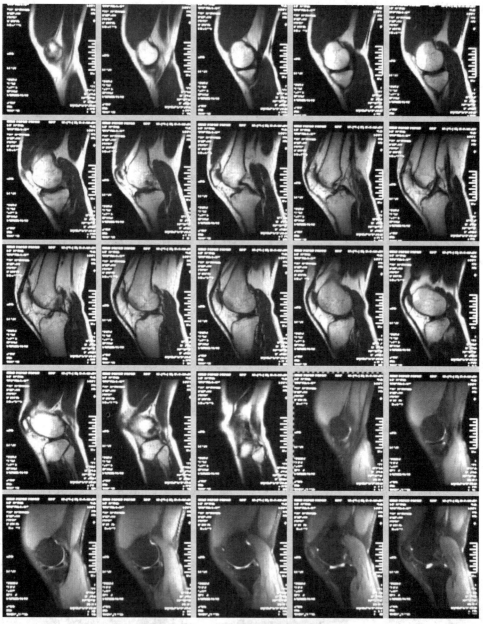

图 4-5-16　膝关节 MRI 扫描影像图

【膝关节 MRI 扫描实训报告】

班级：　　　　　　姓名：　　　　　　分数：

1. 膝关节 MRI 扫描操作基本步骤有哪些?

2. 膝关节 MRI 扫描的常用基线是什么?

3. 膝关节 MRI 常用扫描序列有哪些? 辅助扫描序列有哪些?

4. 认识膝关节影像中解剖。

答：

练习题

一、名词解释

1. SE 序列

2. FSE 序列

3. STLAIR 序列

二、填空题

1. 颈椎 MRI 平扫基本序列:(　　)、(　　);辅助检查序列:Fat-Sat T$_2$WI(　　)。

2. 颈部 MRI 平扫基本扫描方位为(　　)、(　　);辅助扫描方位为(　　)。

3. 髋关节 MRI 平扫基本扫描方位为斜(　　)、(　　),辅助扫描方位斜(　　)。

4. 髋关节 MRI 平扫检查基本序列:(　　)、Fat-Sat T$_2$WI(　　);辅助检查序列:(　　)、3D(　　)。

三、单选题

1. 以下关于颈椎 MRI 扫描摆位,描述错误的是(　　)

A. 患者仰卧于扫描床上　　　　B. 颈部拉直,上肢置于躯干两侧,头先进

C. 使用脊柱相控线圈　　　　　D. 十字定位灯对下颌连线的中点

E. 矢状定位线与人体正中轴垂直

2. 以下关于胸椎 MRI 扫描摆位,描述错误的是(　　)

A. 患者俯卧于扫描床上　　　　B. 上肢置于躯干两侧,头先进

C. 使用脊柱相控线圈　　　　　D. 十字定位灯对剑突和颈静脉切迹连线的中点

E. 矢状定位线与人体正中轴重合

3. 以下关于腰骶椎 MRI 扫描摆位,描述错误的是(　　)

A. 患者仰卧于扫描床上　　　　B. 上肢置于躯干两侧,足先进

C. 使用脊柱相控线圈　　　　　D. 十字定位灯对脐上 3cm

E. 矢状定位线与人体正中轴重合

4. 以下关于肩关节 MRI 扫描摆位,描述错误的是(　　)

A. 使用相控阵体线圈或包绕式柔软线圈

B. 患者仰卧于扫描床上,上肢置于躯干两侧,头先进

C. 被检侧肩部平放,掌心向前,尽量置于床中心

D. 十字定位灯对准肩关节中心即肩峰下 5cm

E. 矢状定位线与被检侧肩关节纵轴重合

5. 以下关于髋关节 MRI 扫描摆位,描述错误的是(　　)

A. 使用相控阵体线圈或包绕式柔软线圈

B. 患者仰卧,上肢置于躯干两侧,足先进

C. 身体长轴与床面长轴一致

D. 矢状定位线与身体正中矢状面重合

E. 十字定位灯对准髋关节即髂前上棘与耻骨联合连线中点下 2.5cm 处

6. 以下关于扫单侧膝关节 MRI 扫描摆位,描述错误的是(　　)

A. 使用相控阵体线圈或包绕式柔软线圈

B. 患者仰卧,上肢置于躯干两侧,足先进

C. 身体长轴与床面长轴一致

D. 矢状定位线与身体正中矢状面重合

E. 十字定位灯对准髌骨下缘

7. 膝关节 MRI 扫描怀疑半月板损伤时,在使用常规序列的基础上需加扫的序列有(　　　)

A. T_1WI　　　　　　　　　　B. T_2WI　　　　　　　　　C. PDWI

D. T_2WI　　　　　　　　　　E. DWI

8. 膝关节 MRI 扫描怀疑有骨髓病变时,在使用常规序列的基础上需加扫的序列有(　　　)

A. T_1WI　　　　　　　　　　B. T_2WI(STIR)　　　　　　C. PDWI

D. T_2WI　　　　　　　　　　E. DWI

四、多选题

1. 颈椎 MRI 扫描,关于定位像、扫描基线、扫描范围描述正确的是(　　　　　)

A. 一般获取矢状位、横轴位影像

B. 矢状位影像常以冠状位作为定位像,扫描基线平行于颈髓纵轴

C. 横轴位影像常以矢状位作为定位像,扫描基线与兴趣区椎间盘或椎体垂直

D. 冠状位影像常以矢状位作为定位像,扫描基线与兴趣区脊髓纵轴平行

E. sFOV 上包颅底,下包上段胸椎

2. 颈椎 MRI 扫描时,常规使用的脉冲序列有(　　　　　)

A. SE　　　　　　　　　　　B. FSE　　　　　　　　　　C. DWI

D. STIR　　　　　　　　　　E. GRE

3. 颈椎 MRI 检查时,使用的 MRI 检查技术有(　　　　　)

A. 心电触发与门控技术　　　　　B. 呼吸触发及门控技术

C. 预饱和带技术　　　　　　　　D. 空间编码技术

E. 脂肪抑制技术

4. 胸椎 MRI 扫描,关于定位像、扫描基线、扫描范围描述正确的是(　　　　　)

A. 一般获取矢状位、横轴位影像

B. 矢状位影像常以冠状位作为定位像,扫描基线平行于胸髓纵轴

C. 横轴位影像常以矢状位作为定位像,扫描基线与兴趣区椎间盘或椎体平行

D. 冠状位影像常以矢状位作为定位像,扫描基线与兴趣区脊髓纵轴平行

E. sFOV 上包下段颈椎,下包上段腰椎

5. 胸椎 MRI 扫描时,常规使用的脉冲序列有(　　　　　)

A. SE　　　　　　　　　　　B. FSE　　　　　　　　　　C. DWI

D. STIR　　　　　　　　　　E. GRE

6. 腰骶椎 MRI 扫描,关于定位像、扫描基线、扫描范围描述正确的是(　　　　　)

A. 一般获取矢状位、横轴位影像

B. 矢状位影像常以冠状位作为定位像,扫描基线平行于胸髓纵轴

C. 横轴位影像常以矢状位作为定位像,扫描基线与兴趣区椎间盘或椎体平行

D. 冠状位影像常以矢状位作为定位像,扫描基线与兴趣区脊髓纵轴垂直

E. sFOV 从第十胸椎至尾椎水平

7. 腰骶椎 MRI 扫描时,常规使用的脉冲序列有(　　　　　)

A. SE　　　　　　　　　　B. FSE　　　　　　　　C. DWI

D. STIR　　　　　　　　　E. GRE

8. 肩关节 MRI 扫描,关于定位像、扫描基线、扫描范围描述正确的是(　　　　)

A. 一般获取斜冠状位、横轴位影像

B. 斜冠状位影像常以横轴位作为定位像,扫描基线与肩关节盂垂直

C. 横轴位影像常以冠状位作为定位像,扫描基线与肩关节盂平行

D. 斜矢状位影像常以横轴位作为定位像,扫描基线平行于肩关节盂

E. sFOV 包括肩锁关节上方至肱骨外科颈下缘

9. 肩关节 MRI 扫描时,常规使用的脉冲序列有(　　　　)

A. SE　　　　　　　　　　B. FSE　　　　　　　　C. DWI

D. STIR　　　　　　　　　E. GRE

10. 肩关节 MRI 检查时,使用的 MRI 检查技术有(　　　　)

A. 相控阵线圈技术　　　　　B. 超范围编码技术　　　C. 预饱和带技术

D. 空间编码技术　　　　　　E. 脂肪抑制技术

11. 髋关节 MRI 扫描,关于定位像、扫描基线、扫描范围描述正确的是(　　　　)

A. 一般获取横轴位和冠状位影像

B. 横轴位影像常以冠状位作为定位像,扫描基线平行于两侧髋臼下缘连线

C. 冠状位影像常以横轴位作为定位像,扫描基线平行于两侧股骨头中点的连线

D. 矢状位影像常以冠状位作为定位像,扫描基线垂直于两侧股骨头中点的连线

E. 横轴位的 sFOV 包括髋臼上缘至耻骨联合下缘水平

12. 髋关节 MRI 扫描时,常规使用的脉冲序列有(　　　　)

A. SE　　　　　　　　　　B. FSE　　　　　　　　C. DWI

D. STIR　　　　　　　　　E. GRE

13. 膝关节 MRI 扫描,关于定位像、扫描基线、扫描范围描述正确的是(　　　　)

A. 一般获取斜冠状位和矢状位影像

B. 横轴位影像常以矢状位作为定位像,扫描基线垂直于胫骨平台

C. 冠状位影像常以横轴位作为定位像,扫描基线平行于内、外髁后缘的连线

D. 矢状位影像常以横轴位作为定位像,扫描基线垂直于内、外髁后缘的连线

E. sFOV 包括整个膝关节,从髌骨上缘至胫骨上端

14. 膝关节 MRI 扫描时,常规使用的脉冲序列有(　　　　)

A. SE　　　　　　　　　　B. FSE　　　　　　　　C. DWI

D. STIR　　　　　　　　　E. GRE

15. 膝关节 MRI 检查时,使用的 MRI 检查技术有(　　　　)

A. 相控阵线圈技术　　　　　B. 超范围编码技术　　　C. 预饱和带技术

D. 空间编码技术　　　　　　E. 脂肪抑制技术

五、简答题

1. 简述颈椎 MRI 平扫的基本序列和辅助检查序列。

2. 简述胸椎 MRI 平扫的基本序列和辅助检查序列。

3. 简述髋关节 MRI 平扫基本扫描方位和辅助扫描方位。

4. 简述髋关节 MRI 平扫检查基本序列和辅助序列。

六、问答题

1. 试述颈椎 MRI 扫描技术。

2. 试述胸椎 MRI 扫描技术。

3. 试述腰椎 MRI 扫描技术。

4. 试述髋关节 MRI 扫描技术。

5. 试述膝关节 MRI 扫描技术。

子项目六　MR 水成像技术

实训　MR 胆胰管水成像和 MR 尿路成像

【实训目标】

在熟悉 MR 水成像原理和理论及方法的基础上。学生在带教老师指导下练习 MR 水成像技术,最终学会腹部 MR 水成像的操作方法。

【实训器材】

MR,相控阵体线圈或包绕式柔软线圈,热敏打印机或激光打印机,胶片。

【实训步骤】

1. 复习总结　在复习 MR 水成像理论教学的基础上,对胰胆管和尿路及脊髓 MR 成像技术操作流程进行认真的归纳、总结,在带教老师指导和实训小组长协助下,学生穿戴工作服进行实训。

2. 案例引入

案例1　女性患者,55 岁,胆结石病史一年,上腹部剧痛伴休克症状,出现 Charcot 三联征。临床医师诊断为胆道结石。申请 MRI 检查。送影像科检查,作为影像科技师应如何进行 MRI 扫描?

案例2　男性患者,56 岁,肾结石病史一年,腹部剧痛向腹股沟放射,有休克症状。临床医师诊断为输尿管结石。申请 MRI 检查。送影像科检查,作为影像科技师应如何进行 MRI 扫描?

3. MR 胆胰管成像(MRCP)　为减少胃肠道影响,在 MRCP 检查前 6~8h 禁食,于检查前口服 10~20mg 的 654-2 溶液 100~200ml。为使胃、十二指肠、部分空肠显示其轮廓,使胰胆管树的解剖关系和病变关系更为明确,可口服少量水。有人主张口服适量阴性对比剂,以使胃肠道内高信号完全消除以提高图像质量。在扫描时首先要做常规轴位 T_1WI、T_2WI 和冠状位 T_2WI,范围内由膈肌到胰腺下部。用三平面定位,再作冠状位 T_2WI FSE 扫描。常用扫描序列为:①2D 或 3D-FSE 序列;②单激发厚层或薄层投射技术,同时加脂肪抑制技术。前者需工作站行 MIP 重建形成图像而后者则不用后处理可直接显示图像。采用表面线圈或相控阵表面线圈、体线圈。表面线圈较体线圈增加了被检查部位的覆盖面积和均一性,提高了图像的 SNP,增加了与周围组织的对比度,使形成的图像更为细腻逼真,可与 X 线造影图像相比拟(图 4-6-1)。

4. MR 尿路成像(MRU)　检查前 5~8 小时禁食,检查前 2 小时饮水 500~1000ml,使膀胱达中等充

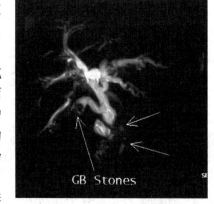

图 4-6-1　MR 胆胰管水成像影像图

盈。无梗阻或轻度梗阻者检查前 30 分钟分次口服呋塞米(速尿)10～30mg,以利于肾盂和输尿管显示。尿路扩张者不用利尿药。检查前1～2小时口服 Gd-DTPA 稀释液 300ml,以去除肠道重迭伪影。无尿路梗阻或轻度尿路梗阻患者采取输尿管加压,便于观察肾、输尿管上、中段病变,骶髂关节以下水平不宜加压,以免造成假阴性。也有人主张不用腹部加压。检查前要训练患者呼吸,使其在平静呼吸状态下扫描或屏气扫描。用体线圈先作常规 SE 序列腹部成像,后由冠状位 T_1WI 和轴位 T_2WI 确定范围后扫描,应包括肾、输尿管、膀胱。再用 FSE 重 T_2 脂肪抑制技术作冠状、轴位 T_2WI,用 2D 或 3D 数据采集成像,图像在工作站上作 MIP 重建,对感兴趣区

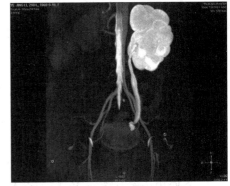

图 4-6-2　MR 尿路成像影像图

行三维旋转观察。MRU 常用序列有快速自旋回波或单激发快速自旋回波序列等(图 4-6-2)。

练习题

一、名词解释

1. 90°和 180°脉冲

2. 重复时间

3. 回波时间

4. 反转时间

5. 翻转角

6. 信号激励次数

7. 回波链长度

8. 回波间隔时间

9. 有效回波时间

10. k 空间

11. T_2 效应

12. 饱和现象

13. MRI

14. 重复时间(TR)

15. 回波时间(TE)

16. 反转时间(TI)

17. PDWI(质子密度加权图像)

18. T_1WI(T_1 加权图像)

19. T_2WI(T_2 加权图像)

20. SE(SE 脉冲序列)

21. 快速 SE 脉冲序列

22. 梯度回波(GRE)

23. 翻转角

24. 信噪比

二、填空题

1. 目前医用磁共振成像利用的是( )原子,其原子结构只有一个( )及一个( )。

2. MRA 是在 MR 的临床应用中较为普遍的技术,常用的技术有三种:( )、( )和( )。

3. 用于磁共振成像的对比剂都与磁特性有关,根据与磁场的相互作用一般分为( )、( )、( )和( )四大类。

4. 常用的 IR 序列有四种应用的变化,分别是( )IR、( )IR、( )IR 和( )IR。

三、单选题

1. 下列选项中不是 MRI 的优势的是( )

A. 不使用任何射线,避免了辐射损伤

B. 对骨骼、钙化及胃肠道系统的显示效果

C. 可以多方位直接成像

D. 对颅颈交界区病变的显示能力

E. 对软组织的显示能力

2. 下列元素中能进行 MR 成像的是( )

A. ^{13}C B. ^{31}P C. ^{2}H

D. ^{23}Na E. ^{19}F

3. T_1 值是指 90°脉冲后,纵向磁化矢量恢复到何种程度的时间( )

A. 37%   B. 63%   C. 36%

D. 73%   E. 99%

4. T_2 值是指横向磁化矢量衰减到何种程度的时间( )

A. 37%   B. 63%   C. 36%

D. 73%   E. 99%

5. SE 序列中,90°射频(RF)的目的是( )

A. 使磁化矢量由最大值衰减到 37% 的水平

B. 使磁化矢量倒向负 Z 轴

C. 使磁化矢量倒向 XY 平面内进动

D. 使失相的质子重聚

E. 使磁化矢量由最小值上升到 63% 的水平

6. SE 序列中,180°RF 的目的是( )

A. 使磁化矢量由最大值衰减到 37% 的水平

B. 使磁化矢量倒向负 Z 轴

C. 使磁化矢量倒向 XY 平面内进动

D. 使得质子失相聚

E. 使磁化矢量由最小值上升到 63% 的水平

7. 反转恢复(IR)序列中,第一个 180°RF 的目的是( )

A. 使磁化矢量由最大值衰减到 37% 的水平

B. 使磁化矢量倒向负 Z 轴

C. 使磁化矢量倒向 XY 平面内进动

D. 使失相的质子重聚

E. 使磁化矢量由最小值上升到 63% 的水平

8. 在 SE 序列中,TR 是指(　　　)

A. 90°脉冲到 180°脉冲间的时间　　　B. 90°脉冲到信号产生的时间

C. 180°脉冲到信号产生的时间　　　D. 第一个 90°脉冲至下一个 90°脉冲所需的时间

E. 质子完成弛豫所需要的时间

9. 在 SE 序列中,TE 是指(　　　)

A. 90°脉冲到 180°脉冲间的时间　　　B. 90°脉冲到信号产生的时间

C. 180°脉冲到信号产生的时间　　　D. 第一个 90°脉冲至下一个 90°脉冲所需的时间

E. 质子完成弛豫所需要的时间

10. 在 SE 序列中,T_1 加权像是指(　　　)

A. 长 TR,短 TE 所成的图像　　　B. 长 TR,长 TE 所成的图像

C. 短 TR,短 TE 所成的图像　　　D. 短 TR,长 TE 所成的图像

E. 依组织密度所决定的图像

11. 在 SE 序列中,T_2 加权像是指(　　　)

A. 长 TR,短 TE 所成的图像　　　B. 长 TR,长 TE 所成的图像

C. 短 TR,短 TE 所成的图像　　　D. 短 TR,长 TE 所成的图像

E. 依组织密度所决定的图像

12. 在 SE 序列中,质子密度加权像是指(　　　)

A. 长 TR,短 TE 所成的图像　　　B. 长 TR,长 TE 所成的图像

C. 短 TR,短 TE 所成的图像　　　D. 短 TR,长 TE 所成的图像

E. 依组织密度所决定的图像

13. 有关组织的信号强度,正确的是(　　　)

A. T_1 越短,信号越强;T_2 越短,信号越强

B. T_1 越长,信号越强;T_2 越长,信号越强

C. T_1 越短,信号越强;T_2 越短,信号越弱

D. T_1 越长,信号越弱;T_2 越长,信号越弱

E. T_1 越短,信号越弱;T_2 越短,信号越弱

14. 在 GRE 脉冲序列中,翻转角(小于 90°角)越大所获图像越接近于(　　　)

A. T_1 加权像　　　B. T_2 加权像

C. 质子密度加权像　　　D. 以上均是

E. 以上均不是

15. 在 SE 序列中,射频脉冲激发的特征是(　　　)

A. $\alpha < 90°$　　　B. 90°~90°　　　C. 90°~180°

D. 90°~180°~180°　　　E. 180°~90°~180°

16. 在 IR 序列中,射频脉冲激发的特征是(　　　)

A. $\alpha < 90°$　　　B. 90°~90°　　　C. 90°~180°

D. 90°~180°~180°　　　E. 180°~90°~180°

17. MRA 是利用了流体的(　　　)

A. 流空效应　　　B. 流入性增强效应　　　C. 相位效应

D. 以上均是   E. 以上均不是

18. 下列选项中不是 MRA 的方法的是(　　　)

A. TOF 法   B. 密度对比法   C. PC 法

D. 黑血法   E. 对比增强 MRA

19. 若欲对大容积血管筛选成像,检查非复杂性慢流血管,常先采用(　　　)

A. 2D-TOF   B. 3D-TOF   C. 2D-PC

D. 3D-PC   E. 黑血法

20. 若欲显示有信号丢失的病变如动脉瘤,血管狭窄等,常采用(　　　)

A. 2D-TOF   B. 3D-TOF   C. 2D-PC

D. 3D-PC   E. 黑血法

21. 射频系统所不包括的部件有(　　　)

A. 射频发射器   B. 高压发生器   C. 功率放大器

D. 发射线圈   E. 接收线圈

22. 卷褶伪影可以通过某种方法抑制,该方法是(　　　)

A. 减小层厚   B. 加大 FOV   C. 全矩阵采集

D. 改变频率编码方向   E. 增加平均次数

23. 下列患者中可以行 MR 检查的是(　　　)

A. 戴有心脏起搏器者   B. 心脏病患者

C. 术后动脉夹存留者   D. 换有人工金属瓣膜者

E. 体内有胰岛素泵者

24. 与 X 线 CT 相比,MRI 检查显示不占绝对优势的病变部位为(　　　)

A. 头颅病变   B. 颅颈移行区病变   C. 肺部病变

D. 肝脏病变   E. 骨关节病变

25. 为区分水肿与肿瘤的范围,常采用(　　　)

A. T_1 加权成像   B. T_2 加权成像   C. 质子加权成像

D. Gd-DTPA 增强后 T_1 加权成像   E. Gd-DTPA 增强后 T_2 加权成像

26. 下列造影技术中,不属于 MR 水成像范畴的是(　　　)

A. MR 胰胆管造影   B. MR 尿路造影   C. MR 血管造影

D. MR 泪道造影   E. MR 腮腺管造影

四、多选题

1. 在常规 MR 扫描中,影响扫描时间的主要因素为(　　　)

A. TR   B. TE   C. 平均次数

D. 相位编码数   E. T_1

2. MRA 主要方法有(　　　)

A. TOF 法和 PC 法   B. CE-MRA   C. 三维相位对比法

D. 二维相位对比法   E. "黑血"技术

五、简答题

简述自旋回波序列的构成及意义。

(黄科峰)

练习题选择题参考答案

实训项目一 X线摄影实训

子项目 X线摄影设备实训

三、单选题

1. E 2. E 3. E 4. E 5. B 6. E 7. D 8. E 9. E 10. E 11. C

四、多选题

1. ABCD 2. ABCD 3. ABDE

实训项目二 X 线 检 查

子项目一 四肢骨X线摄影

三、单选题

1. B 2. A 3. A 4. E 5. B 6. B 7. E 8. B 9. D 10. D 11. C 12. A 13. D
14. C 15. C 16. E 17. A 18. B 19. D 20. B 21. E 22. A 23. C 24. A 25. A
26. A 27. C 28. C 29. D 30. D 31. D 32. A 33. C 34. A 35. C 36. D 37. C
38. E 39. D 40. D 41. D 42. B 43. D 44. B 45. D 46. B 47. C 48. D 49. E
50. A 51. C 52. B 53. E 54. C

四、多选题

1. ABDE 2. ABCDE 3. ACDE 4. ABCE 5. ABDE 6. ABCE 7. ABCD 8. ACDE
9. ABCDE 10. ABC 11. BC 12. AB 13. ABCD 14. ABDE 15. ABCE 16. BCDE
17. ABCD 18. ACD 19. ABCDE 20. AD 21. ABD 22. ABCDE 23. AC

子项目二 头面部X线摄影

三、单选题

1. A 2. C 3. B 4. B 5. D 6. D 7. C 8. C 9. D 10. B 11. C 12. E 13. A
14. C 15. D 16. D 17. D 18. A 19. D 20. C

四、多选题

1. ACD 2. CD 3. ABCD 4. BD 5. BCDE 6. CD

179

子项目三　脊柱 X 线摄影

三、单选题

1. B　2. C　3. A　4. C　5. C　6. C　7. C　8. C　9. C　10. C　11. C　12. C　13. C

四、多选题

1. ABCD　2. AD　3. ABD

子项目四　胸部 X 线摄影

三、单选题

1. A　2. C　3. D　4. D　5. D　6. A　7. C　8. C　9. D　10. D　11. E　12. A　13. D
14. A　15. B　16. B　17. D　18. A

四、多选题

1. AB　2. ABCDE　3. BCDE　4. ABCD

子项目五　腹部和骨盆 X 线摄影

三、单选题

1. E　2. A　3. D　4. C　5. C　6. C

子项目六　软 X 线摄影

三、单选题

B

四、多选题

1. ABCD　2. ACDE

子项目七　X 线造影检查

三、单选题

1. E　2. A　3. B　4. B　5. D　6. A　7. B　8. A　9. D　10. E　11. C　12. D　13. E
14. D　15. B　16. C　17. A

四、多选题

1. AD　2. ABC　3. ABCE　4. ABCD

实训项目三　CT 扫描技术

子项目一　头面部 CT 扫描

三、单选题

1. E　2. D　3. A　4. C　5. C　6. A　7. A　8. C　9. A　10. B　11. D　12. A　13. C
14. B　15. D　16. D　17. E

四、多选题

1. ACD　2. ABCDE　3. CDE　4. BCDE

子项目二　颈部 CT 扫描

三、单选题

1. E　2. D　3. E　4. E　5. A　6. D　7. D　8. B

四、多选题

1. ABCD　2. ACDE　3. ABCD　4. ABCD　5. BCDE　6. ABDE　7. ABCE

子项目三　胸部 CT 扫描

三、单选题

1. E　2. E　3. D　4. A　5. E　6. A　7. A

四、多选题

1. ABCD　2. ABCDE　3. BC

子项目四　腹部和盆腔 CT 扫描

三、单选题

1. A　2. A　3. B

四、多选题

1. ABC　2. ABCD　3. ABCDE　4. ABCDE　5. ABE　6. BC　7. CD　8. ABCD

子项目五　脊柱和骨关节 CT 扫描

三、单选题

1. D　2. D　3. B　4. C　5. E　6. D　7. D　8. B　9. C

四、多选题

1. ABCD　2. ABCDE　3. ABCE　4. ACDE

子项目六　CT 影像后处理

三、单选题

1. B　2. B　3. B　4. D　5. C　6. E　7. D　8. C　9. B　10. E　11. A　12. C　13. B
14. E　15. A　16. A　17. D　18. A　19. E　20. C　21. A　22. D　23. D　24. A　25. A
26. B　27. E　28. B　29. B　30. B　31. A　32. C　33. B

四、多选题

1. AE　2. ABCDE　3. ABCD　4. ABCD　5. CDE　6. BCDE　7. ABCDE　8. ABE
9. ABD　10. ABC　11. ABCE　12. ABCD　13. ABC　14. ABC　15. ABC　16. AB

实训项目四　MRI 扫描技术

子项目一　头面部 MRI 扫描

三、单选题

1. D　2. B　3. D　4. C　5. D　6. B　7. E　8. B　9. D　10. B　11. D　12. A　13. C

14. D 15. D 16. B 17. D

四、多选题

1. ABC 2. AB 3. ABD 4. ABC 5. AB

子项目二 颈部 MRI 扫描

三、单选题

1. E 2. A

四、多选题

1. ABC 2. ABCD

子项目三 胸部 MRI 扫描

三、单选题

1. D 2. A

四、多选题

1. ABC 2. ABC 3. ABCE

子项目四 腹部 MRI 扫描

三、单选题

1. A 2. A 3. B 4. D

四、多选题

1. ABC 2. ABDE 3. ABDE 4. BE 5. ABDE 6. ABCE

子项目五 脊椎和四肢关节 MRI 扫描

三、单选题

1. E 2. A 3. B 4. D 5. D 6. D 7. D 8. B

四、多选题

1. ABDE 2. ABE 3. ABE 4. ABDE 5. ABE 6. ABCE 7. ABE 8. ABCDE 9. ABE 10. ABCDE 11. ABCDE 12. ABE 13. ABCDE 14. ABE 15. ABCDE

子项目六 MR 水成像技术

三、单选题

1. B 2. C 3. B 4. A 5. D 6. D 7. D 8. D 9. B 10. C 11. B 12. C 13. C 14. D 15. C 16. E 17. B 18. B 19. D 20. B 21. B 22. B 23. B 24. C 25. D 26. C

四、多选题

1. ABC 2. ABCD

参 考 文 献

1. 秦维昌. 医学影像技术学·总论卷. 北京：人民卫生出版社,2011.

2. 李萌. 医学影像技术学·X 线造影检查技术卷. 北京：人民卫生出版社,2011.

3. 余建明. 医学影像技术学·X 线造影检查技术卷. 北京：人民卫生出版社,2011.

4. 王鸣鹏. 医学影像技术学·CT 检查技术卷. 北京：人民卫生出版社,2011.

5. 章伟敏. 医学影像技术学·MR 检查技术卷. 北京：人民卫生出版社,2011.

6. 黄林. 医学影像技术学·急诊检查技术卷. 北京：人民卫生出版社,2011.

7. 石明国. 医学影像技术学·影像设备质量控制管理卷. 北京：人民卫生出版社,2011.

8. 石明国. 放射师临床工作指南. 北京：人民卫生出版社,2013.

9. 袁聿德. 医学影像检查技术. 第 2 版. 北京：人民卫生出版社,2009.

10. 武乐斌. 山东省医学影像学检查技术操作规范. 济南：山东科学技术出版社,2011.

11. 金征宇. 医疗诊疗常规：放射科诊疗常规. 第 2 版. 北京：人民卫生出版社,2012.

12. 张云亭. 医学影像检查技术学. 第 3 版. 北京：人民卫生出版社,2010.

13. 燕树林. 磁共振成像（MRI）质量控制手册. 美国放射学院 MRI 质量保证委员会,2006.

14. 关广聚. 临床实践技能培训指南. 北京：人民卫生出版社,2009.

15. 中华医学会放射学分会,中国医师协会放射医师分会. 对比剂使用指南. 第 2 版. 北京：中华放射学杂志, 2013 , 47(10) ;869-878.

16. 李月卿. 医学影像成像原理. 第 2 版. 北京：人民卫生出版社,2009.